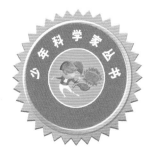

少年科学家丛书

杏林春涌

——少年医药学家

徐清德 董仁威＼著

山东教育出版社

U0264729

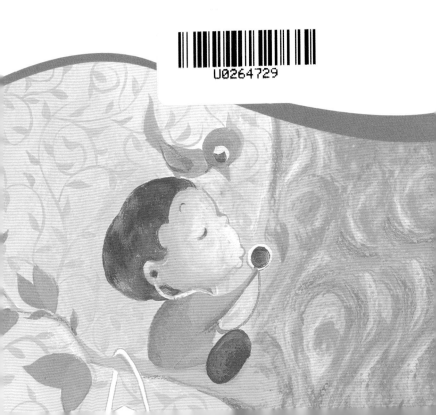

图书在版编目(CIP)数据

杏林春涌——少年医药学家/徐清德,董仁威著. —济南:
山东教育出版社,2015

(少年科学家丛书)

ISBN 978—7—5328—9121—4

Ⅰ.①杏... Ⅱ.①徐...②董... Ⅲ.①医药学—
少年读物 Ⅳ.①R—49

中国版本图书馆 CIP 数据核字(2015)第 236535 号

少年科学家丛书

杏林春涌——少年医药学家

徐清德 董仁威 著

主　　管:山东出版传媒股份有限公司

出 版 者:山东教育出版社

　　　　　(济南市纬一路 321 号　邮编:250001)

电　　话:(0531)82092664　传真:(0531)82092625

网　　址:www.sjs.com.cn

发 行 者:山东教育出版社

印　　刷:济南继东彩艺印刷有限公司

版　　次:2016 年 4 月第 1 版第 1 次印刷

规　　格:787mm×1092mm　32 开本

印　　张:6.75 印张

字　　数:130 千字

书　　号:ISBN 978—7—5328—9121—4

定　　价:19.00 元

(如印装质量有问题,请与印刷厂联系调换)

电话:0531—87160055

《少年科学家丛书》编委会

于启斋　王奉安　王敬东

刘兴诗　李　青　李毓佩

国　力　张赶生　张容真

星　河　徐清德　董仁威

作者简介

　　徐清德，中国科普作家协会会员，四川省科普作家协会和成都市科普作家协会常务理事，在成都市科协长期从事科普工作，任成都市科学技术协会副主席、巡视员等。1978年开始从事科普创作，著有《医林改错》、《麻沸散》、《咸阳遗恨》、《皇甫谧》等医学家传记小说和科普小品、科普评论多篇，被授予四川省20世纪90年代优秀科普作家称号。

　　董仁威，中国科普作家协会荣誉理事，四川省科普作家协会名誉主席。1978年开始从事科普创作，著有《中外著名科学家的故事》（获中国图书奖及冰心图书奖）、《生物工程趣谈》（获全国优秀科普图书奖）、主编并参编《新世纪少年儿童百科全书》（获全国优秀科普图书奖）等著作86部，1 000余万字，被授予中国有突出贡献的科普作家、四川省十佳优秀科普作家称号。

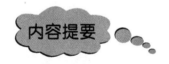

内容提要

本书通过描述南开中学"小医生科普夏令营"活动中发生的故事，塑造了一群热爱医学事业的孩子的动人形象。这群奋发向上、努力学习的孩子，在辅导老师的帮助下，进入深山老林找药，抢救伤病员，义务诊病，自制药材，自编自演科普剧等。通过这些有趣的活动，孩子们不仅增长了医药卫生知识，还增加了师生之间、同学之间的友谊，增强了团队意识，立下长大了做受人爱戴的白衣天使的志向。

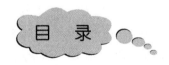

目 录

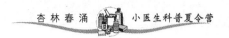

① 小医生科普夏令营

　　暑假到了，南开中学初中二年级《小医生报》记者小组的小记者薇薇、比比波、阿米娜、雪雪、姗姗、笑笑、超超、涛涛、苗苗，一起报名参加了科普作家协会组织的小医生科普夏令营。薇薇是这群小医生的"头"，小记者组的组长。《小医生报》记者小组是校内最活跃的课外活动小组。可以毫不夸张地说，活动小组名声在外，很大程度要归功于薇薇这个"头"的出色组织才能。她端庄沉稳，一副小大人样。她的母亲是市儿童医院的院长，医学专家，她受母亲的影响，从小立志要做一个白求恩式的医生。

　　嘿，可别只顾夸奖薇薇，《小医生报》记者小组的活动有成绩，其他成员也都立下了汗马功劳。阿米娜是一个留学生，西亚某小国的公主。她是一个标准的"小洋娃娃"，碧眼，金发，长得很乖。她的国家备受战乱和恐怖活动之苦，她多么希望自己快快长大，成为一名出色的医生，为多灾多难的国家和人民服务啊！她对医药知识的渴求几乎到了痴迷的程度。比比波长得矮胖矮胖的，皮肤黝黑，性情憨厚，是薇薇和阿米娜的崇拜者。雪雪、

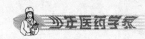

姗姗、笑笑、超超、涛涛和苗苗的知识面在同龄人中属于佼佼者，各有各的性格和特长，都立志要做"小医药学家"，可爱极了。

"嗒嗒，的嗒，嗒嗒，嗒的。"笑笑将半握的手放在嘴边，做吹军号状，迈着正步，跨进会议室，"报告，笑笑奉命前来报到。"

雪雪捂住嘴笑起来，说："瞧你这德性，这会儿才来开会，就差你一个人了。"

笑笑用眼睛扫了一下会议室，做了个鬼脸，说："哼，你骗人，咱们的头儿还没到呢！"

超超笑着走过去，推了他一掌："薇薇去请总辅导员张老师了。嘿，笑笑，你刚才在开营式上的表现真是棒极了！你和初一年级的红红代表我们全体营员宣誓，简直是神采飞扬，把我们想说的话用诗一般的语言表达出来了，普通话讲得真好，很有激情，跟电视台主持人似的。"

"嗨，我的心情太激动了。"笑笑涨红着脸，仿佛还沉浸在幸福之中，"今天的开营式真是伟大！看，无数面鲜艳的彩旗在风中猎猎作响；听，嘹亮的鼓号在耳畔奏鸣；主席台上，无数亲切的目光注视着我们。啊，我们头戴威武的遮阳帽，身着整齐的白衬衣和蓝短裤，胸前佩戴着鲜艳的红领巾，我们是整装待发的战士在接受出征前的检阅……"

"谁在这里诗兴大发?"随着一阵爽朗的笑声,几位胸前佩戴着辅导员标志的老师,在薇薇陪同下走进会议室。笑笑做了一个怪相,急忙溜到最后一排座位上坐下。

"同学们。"薇薇清了清嗓子,庄重地介绍说,"这位是著名科普作家张继梁老师,科普作家协会秘书长,他是我们夏令营的总辅导员。总辅导员和老师们来看望我们,要对我们提出希望和要求。现在,请张继梁老师给我们讲话,大家欢迎。"

孩子们全体起立,热烈鼓掌。

张继梁老师笑容可掬地示意大家坐下:"同学们,欢迎大家参加我们的小医生科普夏令营。今天,是我们第二次见面。"

薇薇扯了一下张老师的衣袖,向他伸出右手的食指。

张老师望着大家迷茫的眼神,禁不住放声大笑:"怎么,大家忘记了?去年你们举行医学卫生知识竞赛,请我参加,我因为要去北京参加全国科普作家代表大会,没有来成,但我托人送了你们每人一本拙作——《医学小百科》,每本书我都签了名,咱们早就是文字之交嘛!"

张继梁老师幽默风趣的一番话,把同学们的紧张心情一扫而光,气氛一下子显得宽松和活跃。

张继梁老师继续说:"你们小组的情况我很了解,因此,夏令营营部做了一项特殊安排,把你们编为营部直属小分队,除了参加夏令营的总体活动外,还要安排一

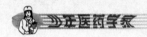

些参观、考察和社会实践活动。其目的一方面是在培养医学科技人才上做些探索，另一方面也想为今后组织类似的夏令营积累一些经验。所以，我们特别选了几位老师，由他们安排和辅导你们的活动，大家赞不赞成？"

"赞成！""拥护！""太棒了！"小家伙们兴奋地鼓掌，跺脚。

"好，我现在向大家介绍。"张继梁示意大家安静，"这位是中医药大学的教授刘文华老师。"

身材高大的刘文华向大家点头致意，谦逊地说："我是学中药学的，中药的原料和品种太多太多，我不敢说全知道。三人行，必有我师。遇到难题，我会向同学们和其他老师请教，我们还可以向书本请教嘛。看，这是一套李时珍的《本草纲目》，最好的老师。"

同学们摩挲着刘文华从挎包中取出的两本大砖头似的精装书，禁不住啧啧地赞叹。

"你们知道什么叫'本草'吗？"刘老师笑眯眯地问大家。

"好像是中药的统称吧。"姗姗轻声回答。

"是指记载中药的书吧。"苗苗胆怯地说。

"对，把你们两位回答的内容加在一起，就完整了。"刘文华满意地笑了笑，又从挎包里掏出一本记事本，"你们看，我这里记了一段五代时药学家韩保升的一段话：'药有玉石、草木、虫兽之分。而直云本草者，唯诸药中

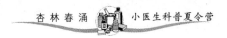

草类最多也。'也就是说，中药是由植物药、动物药、矿物药等各类药组成的，但因其中草本占了大多数，因而把记载中药的书称为'本草'，但不等于中药全是由草药组成的，本草也不只是介绍草药的书。懂了吗?"

"懂了!"大家齐声回答，声音不那么响亮，不那么自信，也许不少人还似懂非懂吧。

"刘老师已经给我们辅导了第一课。"超超对同学们悄声说道，大家满意地相视而笑。

"这位是医科大学的教授秦传学老师。"张继梁继续向大家介绍。

身穿休闲装，戴着一副金丝眼镜，仪表斯文潇洒的秦传学教授向大家鞠了一个躬，笑着说："很高兴认识同学们，更高兴能与同学们一道度过夏令营这段美好的时光。刚才听同学们回答刘老师的提问，令人刮目相看。我是西医，我就和刘老师来个中西医结合吧，大家说好不好?"

"好!"同学们欢快地鼓着掌。

"现在，我向大家隆重推出夏令营为你们特聘的专职辅导老师，并兼你们的队医。"张继梁微笑着，狡黠地眨着眼，"就是不知道你们欢迎不欢迎?"

话音刚落，从门外走进一位年轻漂亮的女老师，调皮地向大家敬了个军礼。

"欢迎，欢迎，热烈欢迎!"大家欢快地叫着，热烈

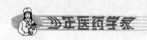

鼓掌。

原来，这位女老师是南开中学的校医，也是平时辅导同学们开展小医生课外活动的吴梅医生，是同学们的启蒙老师。

"我就不用自我介绍了吧！"吴梅开心地笑了，"大家都知道，我是个'万金油'医生，内科、外科、儿科，什么都知道一点儿，但门门懂，样样瘟。简单的知识我给大家讲，深奥的道理我们大家向专家、教授请教，好不好？"

同学们一阵哄笑，同时也为她的"实话实说"鼓起掌来。

知识卡

● 《本草纲目》——中国古代的百科全书

　　《本草纲目》是我国明代药圣李时珍的代表作。李时珍在全家人和弟子协助下，历尽艰辛，三易其稿，耗时12年，于1578年完稿。全书共52卷，16部，60类，约200万字，收载药物1 892种。其中，植物药1 000余种，动物药461种，矿物药161种，附方11 096个，附药图1 109帧。这部巨著总结了华夏民族自古以来的用药经验，集明代以前的药物学大成，对中国药物学作了全面总结和发展。不仅如此，由于《本草纲目》包括了医学、植物学、动物学、矿物学、化学、天文学、地质学等浩瀚的内容，特别为世界瞩目，达尔文称其为"中国古代的百科全书"。《本草纲目》自刊行以来，很快风靡全国，并于17世纪初流传到国外，陆续被翻译成拉丁、法、俄、德、英、朝鲜、日等7种文字出版，为全世界所推崇。《本草纲目》是中国对人类文明的重要贡献。李时珍和他的伟大著作《本草纲目》是华夏民族的骄傲。

② 人工种植中药材

　　距夏令营营地一箭之地的清溪村坐落在风景秀丽的青峰山下。远远望去，青峰山层峦叠嶂，直入云端。清溪河由山上众多的小溪汇成，绕村而过，河水清澈见底，把掩映在绿树和翠竹之间的农家小院装扮得分外宜人。

　　夏令营直属小分队今天要到清溪村实地考察。吃过早饭，在刘文华老师和吴梅医生带领下，小分队营员们迎着朝阳，早早地来到了清溪村外。过惯了都市喧嚣生活的孩子们乍到这世外桃源般的小山村，仿佛走进了童话世界，大家叽叽喳喳，手舞足蹈，兴奋不已。

　　刘老师领着营员们走向村口一户农家小院，一个壮实的中年汉子迎了出来。他紧紧握住刘老师的手，憨厚地笑着："喜鹊叫，贵客到。今天哪阵风把您给吹来了？"

　　"哪阵风，东南风。"刘老师含笑说道，"无事不登三宝殿。我们这群'小医生'，今天来参观你们的药材种植。村长大人，欢迎吗？嘿，老实说，你的身体恢复得如何？"

　　"哟，叫我老张嘛，您这样称呼，我消受不起。要不是您妙手回春，我恐怕早就……嘿，嘿。真是十二万分

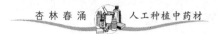

感谢您，又帮我们建起了药材种植基地，我们村现在已经成了远近闻名的小康示范村。"村长笑得合不拢嘴，用手指着一幢幢绿树和翠竹环绕的小楼房，"喏，你看，我们村家家户户都修了新房，鸟枪换炮啰，这都是种药材的功劳啊。同学们来参观，我当然是热烈欢迎啰。"

"嗯，哪来的一股清香？"吴梅医生眯缝着眼，深深地吸着气，环顾四周。

村长的院墙爬满了青藤，卵圆形的叶片下，绽开着喇叭状细小的白色和黄色小花。

"就是它。"孩子们高兴地簇拥过去，刘老师向吴医生会意地微笑点头。

"这是金银花。"薇薇轻轻地摘下两朵小花，走到刘老师面前，"这花刚开时是白色，以后就变黄了，所以叫金银花，又叫银花，是最常用的清热解毒药。"

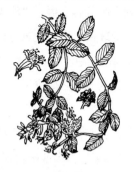

金银花

超超走过去，攀着一支下垂的细藤，说："你们看，

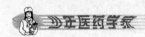

它的花都是成对地长在叶片下，所以又叫双花。"

"我们家也种了金银花。"苗苗说，"我爸爸讲，金银花是常绿蔓生灌木，到冬天也不凋谢，它最早的名字叫忍冬。"

吴医生轻轻捅了一下阿米娜，阿米娜羞涩地接过大家的话，说："金银花常用来治疗风热感冒引起的发烧、头痛、咽喉痛，还用于急性热病引起的发烧、皮肤发斑，可以治痢疾，还可治疗热疖、疔疮、痈肿、丹毒等。"

刘老师满意地点着头："三个臭皮匠，顶个诸葛亮。这种讨论式的方法，大家你一言，我一语，就把应该了解的知识汇集得差不多了。我再补充一点，银花藤也可入药，只不过药效差些，用量要加倍，但它有清经络热的长处，由风热引起的风湿痛、关节肿痛，就可以用银花藤治疗。"

吴医生接过刘老师的话，说："现代药理实验证明，金银花对金黄色葡萄球菌、溶血性链球菌、肺炎双球菌、痢疾杆菌等许多致病性细菌都有明显的抑制作用，实验室和临床应用都证明了金银花有较好的抗菌和抗感染的功能。"

苗苗蹲在地上，认真地捡着一朵朵落在地上的金银花，叹息道："地下掉了这样多的金银花，可惜呀。"

村长笑着把苗苗搂起来："掉在地上的就不要了，我们采摘金银花在5～7月间。清早太阳还没出来的时候，

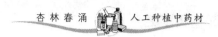

摘那些含苞待放的花蕾，晒干就行了。待会儿，我送你们一大包。"

　　大家跟着村长绕到院子后面，不由得被眼前美丽的景色吸引住了。只见伞盖似的荷叶在微风中轻轻摆动，把田野遮盖得严严实实，连绵开来，望不到边，犹如一片翠绿色海洋。红白相间的荷花，在微风中点头摇曳，仿佛在向大家欢迎致意。

　　"哇，太美了!"孩子们不住声地啧啧赞叹。

　　"接天莲叶无穷碧，映日荷花别样红。"笑笑摇头晃脑地吟咏古诗。

　　刘老师高兴地对大家说："南宋杨万里这两句诗，确实是眼前景色绝妙的写照。我简单给大家讲一下。荷花古时候叫芙蕖，又叫芙蓉。杜甫诗中说'雨浥红蕖冉冉香'，红蕖就是荷花。它是睡莲科多年生草本植物的花，莲全身都是药。莲有什么用，谁知道?"

　　笑笑抢着说："荷叶有清热解暑的作用，治中暑、腹泻和出血。夏天，我们家可爱吃荷叶稀饭哩。"

　　雪雪接着补充："荷梗的作用同荷叶差不多，荷梗就是荷叶的叶柄。"

　　"莲子是莲的果实，有养心益肾、健脾止泻的作用，治心悸、失眠、久泻。"涛涛也不甘落后。

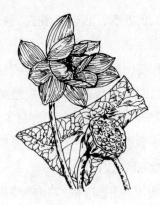

莲

薇薇说:"刚刚成熟的莲子中青嫩的胚芽叫莲子心,能清心热,治疗心热引起的神志不清,说胡话,还能治高血压病。"

姗姗补充道:"结莲子的莲蓬壳叫莲房,可以治淤血腹痛,烤焦后研成粉末外敷,可治黄水疮。"

比比波笑着说:"昨天晚饭的藕真好吃。藕是莲的地下茎,藕的节疤叫藕节,能治各种出血呢。"

刘老师满意地笑了。他折下一支荷花,指着花瓣中心丝状的花蕊对大家说:"这是荷花的雄蕊,又叫莲须或莲须蕊,有清心、固肾、止血的作用。"

村长继续领着大家在田间小路上往前走,他高兴地对刘老师说:"在你们中医药大学帮助下,我们村这几年种的药材可多了,有牡丹皮、芍药、菊花、川芎、紫苏、当归等,山上还种了黄连、杜仲,搞起了人工种植天麻,

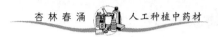

都有效益了。喏，这一大片就是菊花。"

"哎呀，这样多的菊花，要是秋天全开花了，肯定比公园里的菊花展览还壮观。"苗苗惊讶地赞叹道。

"哈哈!"刘老师开心地笑起来，"这是药用菊花。你们看，它的头状花序小而圆，与公园里的观赏菊花比，它只能算是丑小鸭。不过，它可是清热解毒的常用药啊！老张，这是黄菊花吧!"

"对，是黄菊花，靠果园那一片是白菊花。"村长说。

"雪雪，你爸爸是研究菊花的专家，你先给我们开个头，讲讲菊花吧。"吴医生笑着对雪雪说。

"菊花在我国的栽培历史最悠久，千百年来，我们祖先利用菊花容易变异的特点，培育出很多千姿百态的菊花，现在世界各国的菊花，基本上都是从我国流传出去的。古往今来，我们的祖先留下了不少有关菊花的书籍，写下了不少咏颂菊花的诗歌和文章，连唐代农民起义领袖黄巢都留下了两首歌颂菊花的诗。菊花作为药材，在两千多年前的《神农本草经》中就有记载了。药用菊花包括黄菊花、白菊花和野菊花 3 种，都有清热解毒的作用。哎，别全是我说了，还是请大家都讲吧。"雪雪不好意思地打住了。

笑笑接过话去："雪雪开了个好头，我就来个狗尾续貂吧。"

大家"哄"的一声笑起来。笑笑对自己用了个表示

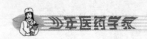

自谦之意，受到大家赞赏的成语很是得意，他笑着说："我先说黄菊花吧，因为浙江杭州产的这种菊花最多，品质最好，所以又叫杭菊花。刚才村长家的菊花茶，就是黄菊花做的。黄菊花疏风散热的作用较强，常用来治疗风热外感、头痛、眼睛发红等，比如治疗风热感冒的桑菊饮，用的就是黄菊花。涛涛，请接过接力棒。"

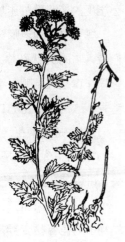

野菊花

涛涛接着说："白菊花养肝明目效果好，治肝肾阴虚的杞菊地黄丸用的就是白菊花。阿米娜，昨天我们在夏令营营地外采了不少野菊花，你来说说野菊花的用途，我把接力棒交给你了。"

阿米娜说："野菊花清热解毒的作用最强，常用来治疗痈疮疔肿。"

知 识 卡

● 《神农本草经》——我国最早的药物学专著

约成书于秦汉时期（一说战国时期）。原书早已失传，明朝后刊印的都是后代辑佚本。该书总结了古代劳动人民在长期医疗实践中药物学的成就，有较高的历史价值和科学意义。全书收载药物365种，分为上、中、下三品（类），其中上品、中品各120种，下品125种。

● 桑菊饮——辛凉解表方剂

由桑叶、菊花、杏仁、连翘，薄荷、桔梗、苇根、甘草组成，有疏风解热、宣肺止咳的功用，常用于风温初起咳嗽、发热、口微渴等证。

● 杞菊地黄丸——补阴方剂

由枸杞、菊花、熟地黄、山萸肉、山药、泽泻、茯苓、丹皮组成，治肝肾阴虚，眼花不适，或枯涩眼痛等证。

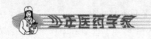

3 果园中的药材

走过一段田间小路，阿米娜好奇地跑到田边蹲下，对刘老师说："这不是胡萝卜吗？我认识，最早产在欧洲，公元5世纪后由我们西亚和波斯传入中国。听说中国冬天才有胡萝卜，怎么夏天就长得这样茂盛呢？"

村长开心地笑起来，走到田间拔了一株起来，用手掌摊在阿米娜面前，问："你见过这样的胡萝卜吗？"

阿米娜惊讶地瞪大了双眼，植株的根部根本不是胡萝卜，而是大小不等的黄褐色团块，上面还长了些疙瘩。

村长掐下一点儿茎叶，用手指捻碎，拿在阿米娜鼻尖下。

阿米娜深深地吸了一口气，不禁拍手叫道："一股中药味儿，不是胡萝卜。"

薇薇走上前看了看，闻了闻，探询地问村长："川芎？"

村长高兴地笑着："就是川芎。不过，这叶子用开水烫一下，凉拌后做菜吃，味道也蛮不错。"

刘老师接过村长的话："川芎药用部分是它的根状茎。薇薇说对了，接着说下去。"

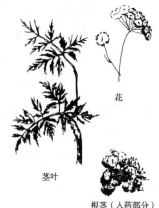

花

茎叶

根茎（入药部分）

川芎

薇薇说："川芎有活血行气、祛风止痛的作用，常用于风寒头痛、身痛和风湿痛，还用于妇科血虚经闭和月经不调。"

刘老师称赞道："薇薇讲得言简意赅，不错。现代药理研究证明，川芎含一种挥发性油性生物碱，有扩张血管和降低血压的作用。药理学家认为，川芎有广泛的开发价值，正在进一步研究。"

笑笑跑过来，双手握住一支植株的根部，高高举起，问大家："看，这是什么药材？"

大家望着植株上几片绿色的羽状复叶和盛开着的伞状白花，七嘴八舌地说："又不是隔着口袋买猫，不细看谁知道。"

笑笑乐了："不用细看，我给大家讲个故事，来个脑筋急转弯，从故事中猜药名，如何？"

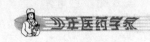

见大家点头同意，笑笑一本正经地讲："想当初，在封建社会时期，有一个商人外出经商，两年还没有回家。他的妻子非常想念他，当时又没有邮局，又没有电话，怎么办呢？一天，丈夫的一位亲戚来找她，问她有什么东西要给丈夫带，还问她带不带口信。她不会写信，又不好意思将思念之情作为口信带去。于是，她灵机一动，到药店买了一味药，托亲戚给丈夫捎去。结果怎样呢？她的丈夫看到她捎去的药，马上就赶回来了。请大家猜，她捎的什么药？"

超超眼球转动了几下，大声说："当归。"

笑笑松开双手，露出植株肥大的根部，大家都欢快地大笑起来。刘老师拍着笑笑的头说道："看不出来我们的笑笑还有点儿幽默。好吧，大家简单说说当归吧。"

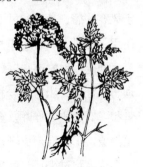

当归

"我先说。"雪雪止住了笑，抢着说，"当归的药用部分是根部，有补血和血、调经止痛、润肠通便的作用，常用于血虚、月经不调、血滞腹痛、体虚便秘等。"

"雪雪说得对。"刘老师接着说，"当归是补血调经的要药。宋代《和剂局方》中的四物汤，是养血活血、调经止痛的基础方，由当归、川芎、白芍、熟地黄组成。

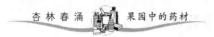

许多医生治疗这方面的疾病，都是在四物汤的基础上辨证加减。"

吴医生从村长手中接过一支完整的当归，对大家说："你们看，这部分是当归粗大的头部，叫归头，习惯上多用来补血；中间这段叫归身，主要用于养血；后面带须根的部分叫归尾，主要用于破血；整体叫全归，主要用于活血。"

大家继续跟着村长往青峰山脚下走去。转过两道弯，进入一条山沟，呈现在大家眼前的是随着山势而上的一大片果园。

"春色满园关不住，一枝红杏出墙来。"笑笑几步跑过去，指着树枝上几颗稀疏的红杏，欢快地跳着。

薇薇不解地问刘老师："吃杏的季节已经过了，怎么这里的树上还长有杏子？"

刘老师拍拍薇薇的肩，说："这个问题涉及物候学知识。唐代大诗人白居易有一首咏庐山大林寺桃花的诗，道：'人间四月芳菲尽，山寺桃花始盛开。常恨春归无觅处，不知转入此中来。'农历四月，已是夏季，山下的桃花早已谢尽，而庐山上的桃花才开始盛开，诗人在此又找到了春天。青峰山麓海拔高，气温偏低，所以，现在树上还有几颗残留的红杏。"

比比波指着果园问刘老师："这里是一片杏林。前几天我去中医药大学，看见张教授的办公室里挂着一幅病人

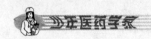

送的锦旗，上面写着'杏林春满'4个字，旁边有一个宾馆取名叫杏林宾馆，难道说这杏林和医生有关联吗?"

"当然有关联啦。"刘老师笑了，"超超，你爸爸是古典文学专家，这个问题你回答。"

超超说："我听爸爸讲过这个故事。晋代葛洪的《神仙传》中记载，三国时期东吴有个名医叫董奉，他不仅医术高，医德也好。他为人治病从不收钱，只要求病家在病人治好后，在他家的旁边栽上一棵杏树，几年后，杏树蔚然成林。后来，人们就将杏林作为对医生的颂称，人们常用'杏林春满'，'誉满杏林'来称颂医术高明、医德高尚的医生。"

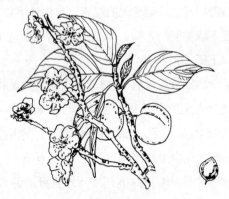

杏及杏仁

刘老师惊奇地说："超超的记性真好，你大概把你爸爸讲的故事原封不动地背下来了吧。"

这下轮到超超不好意思了。

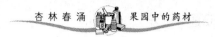

刘老师感叹道："这一大片果园也是清溪村致富的重要来源吧。大家看，有杏、桃、柑橘，老张，还有什么？"

村长笑着说："还有洞庭枇杷呢。"

刘老师转身对大家说："听见了吧，都是好吃的水果。不过，这几种水果都和中药材有不解之缘，咱们说说吧。"

超超接过刘老师的话："那我又接着说杏吧。杏子果实中的果仁叫杏仁，有止咳平喘、润肠通便的作用，常用来治疗咳嗽气喘、肠燥便秘。"

刘老师插话道："超超说得对。有一点请注意，杏仁中含有一种苦杏仁甙，苦杏仁甙的分解产物叫氢氰酸。氢氰酸有剧毒，微量能起到镇静呼吸中枢，有镇咳、平喘作用；过量则出现眩晕、心悸、恶心、呕吐等中毒反应，严重者可能发生呼吸麻痹而死亡。嘿，不要紧张，杏仁是临床常用药，只要不过量，不生吃杏仁，就不会发生中毒。"

姗姗接着说："桃子的核仁叫做桃仁，有破血去淤，润燥通便的作用，常用来治疗血滞闭经、痛经、产后血淤腹痛、跌打损伤等证，也可以用于肠燥便秘。"

刘老师插话说："桃仁是破血去淤要药，孕妇要忌用，否则，会引起流产和早产。同杏仁等果树果仁一样，桃仁也含有苦杏仁甙，也要做到不过量，不生吃，避免发生氢氰酸中毒。"

涛涛接着说："枇杷叶止咳化痰，和胃降气，是止咳化痰的常用药，还可用于胃热引起的呕吐、呃逆。"

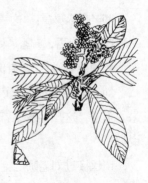

枇杷叶

刘老师把大家领到一片橘林之中，深绿色的叶片丛中，一个个圆圆的橘果青翠欲滴。刘老师笑着对大家说："同学们来得不巧，这橘子刚刚挂果，可看不可吃；不然，村长可以请大家饱餐一顿。"

村长笑着举起双手："秋天请大家都来，包管吃个够，吃了还可以打包。只要拿得动，绝不限量。"

大家欢快地大笑。

吴医生眨着眼睛，笑着说："村长请大家吃个够，但是，得把能入药的部分留下。大家说哪些应该留下?"

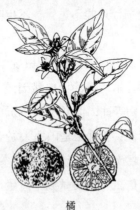

橘

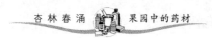

　　"橘皮应该留下，"苗苗说，"橘皮就是中药陈皮，陈皮有理气健脾、燥湿化痰的作用，治胸腹胀满、胸闷、消化不良、呕吐，咳嗽痰多。"

　　"橘瓣上的筋和丝叫橘络，应该留下。"雪雪接着说，"橘络通络化痰、顺气和血，治气滞经络、咳嗽胸痛、痰中带血。"

　　薇薇补充道："橘皮外层红色的部分叫橘红，有温肺化痰、理气燥湿的作用，治肺寒咳嗽多痰、胸膈胀闷、呕吐嗳气。"

　　"橘瓣肉内的种子叫橘核。"笑笑抢着接过去，"能理气、止痛、散结，可治小肠疝气、睾丸肿痛。"

　　刘老师指着树上尚未成熟的绿色橘子，问："这种没有成熟的果实是不是药呢？"

　　"未成熟的果实或青色的果皮叫青皮。"涛涛说，"有疏肝破气、散结化滞的作用，治胸胁胀痛和消化不良引起的胀痛、胃痛，还用于乳房长包块。"

　　吴医生笑着招呼大家："哎呀，刚才大家把吃了橘子后应该留下做药的部分说了这样多，今后大家可别只顾吃橘子，而把很多有用的部分丢了，多可惜呀。刘老师，你说是吗？"

　　"是呀，是呀。"刘老师点着头，感慨地说，"现在大家生活好了，很少有人注意这些了。想当年，我读初中的时候，家庭生活困难，每到秋冬之季，我放学后都要去捡橘皮，晒干后拿去卖。我那时读的不少书，都是靠捡橘皮买的。"

刘老师转身对大家说："同学们，在今天的参观考察活动中，大家掌握了不少的中药知识，我感到很欣慰。通过今天的实地考察，增加了一些感性认识。你们说，今天有没有收获？"

"有！"大家高声回答。

"不过，中药的品种太多太多，今天我们只是接触了些皮毛，今后的路还很长。明天，我和吴医生带领大家上青峰山实地采药，大家愿意不愿意？"

"愿意。"大家齐声响应。

刘老师紧紧握住村长的手："谢谢你，老张。"

知识卡

● **《和剂局方》**

《太平惠民和济局方》的简称。宋代官方机构太医局汇编的医书，是我国较早由官方编纂的医方书，也是流传较广、影响较大的医方书。现存本共 10 卷，收录了 788 个处方。

● **物候学**

又叫生物气候学，研究生物的生命活动现象与季节气候变化关系的科学。物候主要指动植物的生长、发育、活动规律对非生物现象及季节、气候变化所产生的反应，例如植物的萌动、抽叶、开花、结实、落叶等均与季节、气候变化有密切关系。非生物现象，例如始霜、始雪、结冻、解冻等，均属物候现象。物候可作为指示农时，确定农作物栽培技术的一种依据，也可用做预报天气的参考。

4 山中采药记（一）

　　青峰山是著名的旅游避暑胜地，连绵的山峰蜿蜒长达30千米，主峰海拔将近3 000米，终年云雾缭绕，葱翠青绿，故名青峰山。山上有不少珍稀植物，包括桫椤、珙桐等活化石。大熊猫、金丝猴等珍稀动物在山中出没，青峰山已被国家定为自然保护区。山中还有一些道教庙宇，最著名是三清道观，相传道教创始人张天师曾在观中传经布道而闻名遐迩，也为青峰山增添了一些神秘色彩。

　　薇薇真是一位称职的头儿，按照刘老师的交代，晨曦初露时就起床了。她叫上超超、姗姗和笑笑，把今天要用的采药用具——药锄、小铁锹、小铁铲，各种规格的小刀以及雨具、水壶和必备的药品等，一一收拾停当。

　　早饭后，小分队全体成员在食堂门口集合，薇薇仔细检查了每个同学的装备。看见刘老师和吴医生背着挎包向大家走来，她正步上前，立正，敬了一个少先队队礼，咬紧嘴唇，尽量忍住笑："报告刘老师、吴医生，小分队全体成员整装待发，请指示。"

　　刘老师和吴医生也忍住笑，还了一个军礼，上前逐

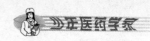

一检查每个同学的装备。

刘老师走到队列前，满意地笑道："同学们，今天我们要上青峰山考察。青峰山山高林密，道路崎岖，由于我们不走旅游线路，所以，安全问题尤为重要。既要防止迷路，跌下山崖，又要预防虫蛇叮咬。青峰山是药物宝库，但好多药材生长在人迹罕至的地方。我命令，任何人不能单独行动，不能离队，要一切行动听指挥。大家做得到吗？"

"做得到！"同学们响亮地齐声回答。

青峰山果真名不虚传，幽秀集于一身。在寂静笼罩的森林里，一条由石板铺就的小径，一梯一梯弯曲而上，直伸展到绿树环抱的深处。小径两侧，古树参天，桢楠、香樟、银杏等珍贵树木比比皆是。灌木、藤蔓从身旁绵延开去，各种颜色的野花点缀其间，令人耳目一新。阳光费力地想穿过林阴，但无济于事，只好无可奈何地撒下几个稀疏的亮点。树上的蝉鸣完全不是山下那种枯燥的"知了"声，好像清脆悦耳的琴声从高处传来。清澈的小溪从小径旁匆匆流过，留下一串串"淙淙"声，伴着阵阵鸟鸣，犹如奏响了美妙的乐曲。随着微风袭来阵阵凉意，令人心旷神怡。

同学们一踏上登山的石径，就像飞出了笼子的鸟儿，欢快地跑着，跳着，唱着，脸上洋溢着兴奋、激动的神情，有的俯下身去，捧着清凉的溪水吸吮，有的摘下不

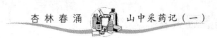

知名的野花，眯着眼，不停地深呼吸，让花香沁入肺腑。

"太美了，太美了。"阿米娜激动地抓住薇薇的手，说，"这样的自然风光，这样的美景，我只在电视里，在图片上见过。今天身临其境了，我真舒服，真幸福。想起我的国家，缺水干旱，四处是荒漠，还有战争和恐怖活动，我真羡慕你们。"

薇薇一时不知怎样安慰她，便紧紧地抱住阿米娜的手臂，沿着石梯，慢慢向上攀登。

毕竟是登山，半个小时后，大家的脚步放慢了，汗珠开始爬上了额头，"呼哧、呼哧"的风箱声也开始奏响，队伍也拉长了。

"'远上寒山石径斜，白云生处有人家。'坚持就是胜利，同志们，冲啊！"笑笑站在前边路旁的一块巨石上，向大家挥着双手。

翻过一个山垭口，刘老师示意大家停下，他指着右边一条山间小道说："从这里过去几十米，是清溪村的黄连种植基地，我们过去看看。"

苗苗不解地问："他们干吗要把黄连种在离村子很远的山上，多不方便呀。"

刘老师笑了："黄连适宜生长在山岭高寒处的树阴间，所以才把黄连种在这里。"

来到黄连基地边，刘老师从地里拔起一株黄连，抖掉泥土，指着硕大的根部对大家说："黄连是毛茛科多年

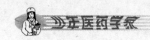

生草本植物，药用部分是它的根状茎，就是这粗大的部分。一般是秋季采挖，除去须根和泥土，日晒或用火烘干就行了。你们说，黄连有什么特点？"

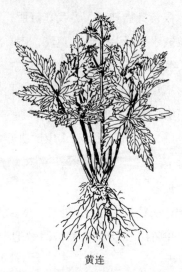

黄连

笑笑嘟着嘴："人说黄连苦，我比黄连苦十分。"

大家忍不住哈哈大笑。姗姗眼泪都笑出来了，她弯着腰，指着笑笑："你、你苦什么，黄连才苦，你是泡在蜜糖罐子里长大的。"

薇薇道："黄连是常用的清热燥湿药，有清热燥湿、泻火解毒的作用，常用于热病烦躁、眼红肿、腹泻、呕吐、痢疾、皮肤疔毒。"

阿米娜接过薇薇的话："我刚刚看过一篇资料，说黄连中含小檗碱，又叫黄连素，对很多致病性细菌有较强

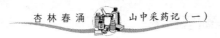

的抑制作用。现在把它作为抗感染药，已经在临床上使用几十年了。"

吴医生点头道："阿米娜说得对。不过，黄连素的抗菌作用不如青霉素等其他抗生素，一般用在比较轻的感染者身上。我再给大家介绍一个验方，将黄连研成细末，撒在患湿疹和烧伤的皮肤上，有很好的治疗效果。"

"吴医生说得对极了。"苗苗接着说，"去年我生湿疹，一个多月都没有治好，痒惨了。我妈妈拿回一支药房买的黄连素软膏，她说剂量低了，又把黄连素片研成细末加进去，大概含量超过了 15％，敷了 3 天就全好了。"

刘老师拍了拍手上的泥土，说："关于黄连，我就不补充什么了，现在我领你们去挖一种药材吧。"

大家跟着刘老师走了约 10 分钟，进入一片小树林。

刘老师停下脚步，招呼大家："我们休息一会儿吧。"

同学们在草地上铺上塑料布，席地而坐，有的喝着矿泉水，有的吃上了糖果和干粮。

"咦，刘老师在找什么？"

大家顺着苗苗手指的方向看过去，只见刘老师弯着腰，在地上四处搜寻着。

看见刘老师蹲下身子，同学们纷纷围了上去。

只见地上匍匐着几条细长的藤蔓，藤蔓上长着卵圆状心形叶片。刘老师牵着藤蔓，往前移动，最后在藤蔓

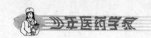

的根部停下来。

还是薇薇机敏，她忙把药锄和小铁锹递过去。

刘老师向薇薇笑了笑，便在藤蔓根部细心地挖掘起来。几分钟后，刘老师站起身，用左手手背擦去额头的汗水，右手将挖出的东西递给薇薇。

大家凑上去仔细端详，藤蔓的根部膨大，约有胡萝卜般粗细，再翻来覆去仔细地看，咦，有点儿类似人形。

"刘老师挖到人参了。"比比波惊喜地叫起来。

刘老师摇了摇头，偏着头望着大家，向薇薇示意要她认药。

"好像是何首乌。"薇薇没把握地说道。

"对，是何首乌。"刘老师大声说道，他拍着超超的肩，"咱们的文学家，给大家讲个何首乌的故事吧。"

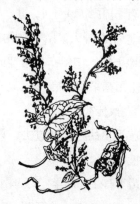

何首乌

超超不好意思地笑了笑："何是人的姓，首，首级，就是人的头，乌是黑色。相传古时候有个姓何的老人，须发全白了，他住在深山里，经常挖一种东西吃。喏，就是刘老师刚挖出来的这种东西。慢慢地，这老者的须发竟全变黑了。以后，大家就叫这种东西为何首乌。"

"说得好，说得妙。"笑笑使劲地鼓掌。

刘老师爱抚地摸着超超的头，说："超超真不简单，不仅讲了何首乌的来龙去脉，连药效也讲到了。何首乌加黑豆蒸晒后呈黑色，处方上用的名称叫制首乌，属补血药，能补肝肾，益精血，适用于阴虚血枯、须发早白、筋骨不健等。晒干或烘干的叫生首乌，能够解疮毒，还可治肠燥便秘。不过，大家可得小心，社会上经常流传挖出好大好大的何首乌，还宣称有的是男形，有的是女形，连器官都惟妙惟肖，说得活灵活现。但这些多半是假货，有的虽是真货，却是将何首乌套在模子里长成的，与普通何首乌并无区别。"

吴医生牵着藤蔓问大家："谁知道，何首乌的藤有什么用？"

比比波搔了搔头皮，说："我知道，何首乌的藤叫夜交藤，有养心安神、祛风活络的作用，可以治神经衰弱、失眠多梦、全身酸痛。"

涛涛接着说："我妈妈讲，用夜交藤煎水洗澡，可治皮肤瘙痒呢。"

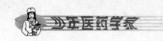

"不仅夜交藤可止皮肤瘙痒,用生首乌外敷外洗,也可止皮肤瘙痒,同艾叶一起煎水外洗,还可治一般的疮癣。"

阿米娜见刘老师坐在地上喝水,颗颗汗珠顺着脸颊流淌,忙把一条毛巾递过去。

"谢谢你,阿米娜。"刘老师说。

"刘老师,我看见中药书上写到每一种药时,都有性味这一条,还说到辛、温、甘、苦什么的,这与用药有什么关系吗?"阿米娜悄声问道。

"关系可大了。"刘老师说,"中药的药性分四气五味,这两天我们在讨论中已涉及了,一句话讲不清楚。这样吧,晚上我们住山上道观,回营地后我给你们详细讲讲。"

知识卡

●四气

又称四性。就是中药的寒、热、温、凉4种药性。药性的寒、热、温、凉,是与病证的寒热相对而言的。能够治疗热证的药物,大多是属于寒性或凉性;反之,能够治疗寒证的药物,大多是温性或热性。《神农本草经》说:"疗寒以热药,疗热以寒药。"所之,中医有寒者热之,热者寒之的治疗原则。

5 山中采药记（二）

中午时分，小分队来到了三清观。

三清观远近闻名，尤其是道观旁边松柏掩映的天师洞，相传是张天师传道之处，吸引了各方人士来此拜谒。洞外两株参天巨柏，据说是当年张天师亲手种下，石碑上的"汉柏"是乾隆皇帝的御笔。道观四周古柏森森，远处松涛阵阵，道观殿宇巍峨，庄严肃穆。

"三清道观何处寻，青峰山上柏森森。"超超站在观外的石阶上，高声吟哦着。

笑笑轻轻打了他一拳："你移花接木，把杜甫咏成都武侯祠的诗句改头换面了。"

"移得好，接得好，正合眼前的景色，不愧是小文学家。"刘老师走过来，"怎么样，午饭吃得好吧？"

"别提多棒了。"笑笑凑近刘老师，"菜的味道可口，饭也香。嘿，那盘道家泡菜，简直是绝了。"

"道长是我的老熟人，不会怠慢我们的。"刘老师笑着说。

"不仅是老熟人，你还治好了他的病。他在饭桌上还不停地感谢你，我们都沾你的光了。"吴医生走过来打趣。

"这与大家又累又饿有关吧。"刘老师反而不好意思了，"你们看，观门外有两株千年古银杏，仍然绿阴婆娑，但树干苍老，好像长满了肿瘤似的，看得出是历尽岁月沧桑的古树。这银杏……"

吴医生打断刘老师的话，调侃道："三句话不离本行，刘老师又要考大家关于银杏的知识了。"

刘老师笑了，说："刚吃过

银杏

饭，暂时不要大家动脑筋了，这一课我就包办了吧。银杏又叫白果，果仁有定痰喘、止带浊的作用，适用于喘咳多痰之证，还是治疗妇科带浊的要药。近年来发现，银杏叶的提取物有扩张心脑血管，提高心脑血管血流量，改善心脑血循环的作用，已经开发了一批治疗心脑血管疾病的新药。"

"刘老师，听说白果有毒，是吗？"苗苗问。

"白果有毒，已为大家熟知，主要是果仁中的胚芽含有银杏酚。这种毒素主要损害中枢神经系统，中毒的症状是呕吐、头痛、烦躁、呼吸困难，严重的甚至死亡。"

涛涛紧张地问："刚才道长讲，晚上要请我们吃青峰山的白果炖鸡，说是道家四绝之一，要是中毒了怎

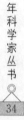

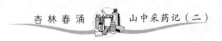

么办？"

"不要谈虎色变嘛。白果含的毒物还是很少的，也有办法去除。"刘老师开心地笑了，"防止白果中毒要注意两点，一是要去掉胚芽，二是不要多吃。白果炖鸡早就去掉了胚芽，又经过长时间高温炖煮，量也不是太多，大家放心地吃。不然，就饱了我一个人的口福了。"

姗姗指了指笑笑，说："刘老师要当心，笑笑要和你抢着吃哩。"

笑笑两手抱拳，对刘老师和吴医生鞠躬道："弟子不敢，弟子不敢。尊师重教嘛，我一定让二位老师多吃点儿。"

笑声过后，吴医生对刘老师说："你中午休息一会儿吧。"

"我外出一般不午休，看看同学们累不累。"

"我们不累，不午休。"大家高声回答。

"好吧，我们稍事休息，喝点儿水，就在附近走一走。"

一团乌云飘过来遮住了阳光，顿时觉得天色暗了很多。

"山上的雨说来就来，这里山高林密，我们不要到树林深处去了，就顺着这条小溪在林边走走看看。"

比比波在树林边停下来，目不转睛地盯着一株木质藤本植物。这木质大藤约有七八米长，藤茎褐色，圆形，

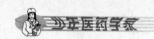

有条纹，蜿蜒缠绕在林边的树木上。

刘老师走过来看了看，随即从挎包中掏出砍刀，在藤茎上砍了一刀。

"咦，藤子流血了！"比比波望着被刀砍过的藤茎裂口处流出了红色的汁液，惊讶地叫起来。

大家很快围拢过来，左看右看，不解地望着刘老师。

刘老师从挎包中拿出一本书，递给比比波。他指了指封面上《常用中药图谱》几个宋体字，随后翻开其中一页，用食指点了点，一言不发地微笑着。

比比波看一看书上的图，又抬头望一望"流血"的大木藤，一字一句地念道："大血藤，又名红藤、血通、大活血，为大血藤科落叶藤本大血藤的茎藤。"

"啊，原来是大血藤。"同学们惊叹道。

比比波接着又念："清热解毒，祛风活血，杀虫，治阑尾炎、风湿痹痛、钩虫病、蛔虫病。"

刘老师这时接过话来，说："我们用实物与书对比，认识了大血藤，一般中药教科书上称为红藤。它的煎剂对金黄色葡萄球菌、乙型链球菌、绿脓杆菌均有抑制作用，一度将它作为肠痈腹痛的专

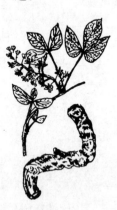

大血藤

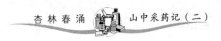

药，与其他清热解毒消痈药配伍治疗肠痈。肠痈就是阑尾炎。我要特别强调一点，在药物治疗阑尾炎的过程中，如果效果不明显，或病情加重，用医生的话讲出现了手术指征，应该马上施行手术，千万不要延误。"

这时一个道士走过来，将手中捧着的一团东西递给阿米娜，笑眯眯地走了。

姗姗看了看，是一株约七八厘米高，分枝丛生微卷的蕨类植物。

"啊，这小道士告诉你，蕨类是绿色食品，挺好吃的。"姗姗对阿米娜解释。

"不是，不是。"刘老师笑着摆摆手，又将《常用中药图谱》翻开，递给阿米娜。

阿米娜轻声念道："卷柏，又名还魂草，九死还魂草。蕨类植物，卷柏科卷柏属多年生草本植物。全草入药，功能收敛、止血，主治脱肛、吐血、鼻衄、带下、血崩等证。"

笑笑问道："好奇怪的名字，为什么叫九死还魂草呢?"

薇薇说："我妈妈讲过，卷柏有一种特别的本领，当天气干旱时，它的小枝便蜷缩成拳头一般，好像已经枯死了。等到雨水、温度适合时，它便活了过来，小枝舒展开，继续生长。在卷柏的一生中，要经过多次的'枯死'和'还魂'，才能长大和繁殖，因此，被称为还魂草

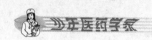

和九死还魂草。"

比比波也兴奋地补充道:"我知道,我知道卷柏抗干旱的本领十分惊人,其含水量降到 1% 以下时,还能保持生命力。有人把压了多年的卷柏标本浸在水中,它竟奇迹般地'还魂'复活了。美洲有一种卷柏更厉害,它在干旱时蜷缩成圆球,随风滚动,遇到有水的地方便将小枝伸开,生长繁殖,遇干旱再蜷缩起来逃跑。"

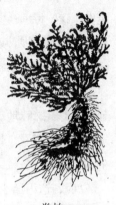

卷柏

雪雪嘻嘻地笑了,道:"比比波真会讲话,把卷柏拟人化了。"

乌云散开了,阳光透过树阴洒下稀疏的几个亮点。大家的情绪高昂起来,互相呼唤着,继续向上攀登。

薇薇吃力地登上一段陡峭的石梯,见超超和笑笑站在高大的松树下等她。涛涛、雪雪、苗苗和阿米娜则在一旁跑来跑去,指点树上的松鼠。

"刘老师和吴医生在哪儿?"薇薇喘着气问道。

超超双手合十,眯着眼,端坐在石阶上,背诵了一首古诗:"松下问童子,言师采药去。只在此山中,云深不知处。"

大家看到小和尚似的超超,体会到此地与唐朝贾岛诗中相似的意境，对超超文雅的调侃禁不住哈哈大笑。

"讨厌。"薇薇假装生气地嗔道。

"喂，刘老师叫大家都过来。"比比波站在石梯最高处，向下面招着手。

大家跟着比比波从西边的羊肠小道穿过去，看见刘老师、吴医生和姗姗正围在一团树丛旁，指指点点地说着什么。

"茄子。"笑笑指着刘老师正在观察的一株绿茎碧叶的植株叫道。

"错。"涛涛叫了一声，说，"我的老家在山区，我回老家跟爷爷上山采药时见过，它的叶片像茄子，花却是白色的喇叭花。这不是我们吃的那种茄子，而是一种药，叫山茄子，也有人叫它风茄儿。"

比比波把花翻来覆去地看了几遍，点了点头，说："刚才在三清观中看见一尊塑像，道长讲那是陀罗星使者，手中拿着的花叫曼陀罗花。咦，真像曼陀罗花。"

阿米娜惊喜地说："对，像曼陀罗花！我看过一些宗教方面的书籍，《法华经》上说，佛说法时，天下曾

曼陀罗花

经降下一阵曼陀罗雨。刚才道长讲，道家将北斗七星中的一星叫陀罗星，手中掌持曼陀罗花。比比波说得对，这花真像曼陀罗花。据说，在采曼陀罗花时，如果采摘

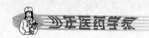

的人在笑，尝了此花就要发笑；如果采摘的人在手舞足蹈，尝了此花就要不停地跳舞。"

"我不信。"笑笑走过去将白花摘下来就往嘴里送，边咀嚼边不停地说，"我就不信吃了花会不停地跳舞。"

"笑笑，不能乱吃山上的野菜和草药。"刘老师急忙上前拉笑笑。

笑笑早就跑开了，边笑边说："刘老师，你不是给我们讲，神农尝百草，一日遇七十毒吗？我就是现代的神农氏。"

刘老师跺着脚，着急地说："傻孩子，那是传说嘛，真要是一天吃上 70 种有毒的东西，早就死了几遍了。我讲的神农氏尝百草，是指我们的祖先，在千百年的生产和生活实践中对大自然的探索、认识和总结，要学习我们祖先实践出真知的思想和精神嘛，谁叫你不分青红皂白地乱吃东西。"

笑笑不好意思地低下头，"嘿嘿"地傻笑。吴医生把他拉过来，摸着他的额头问道："不舒服吗？"

"没有。"

刘老师向大家招招手，说："天不早了，我们抓紧时间讨论一下，然后回三清观吧。"

薇薇翻开随身带的《常用中药学》，念道："曼陀罗花，又名洋金花、风茄花、酒醉花。为茄科植物曼陀罗的花，能平喘、止咳、镇痛、麻醉，有大毒，可以治哮

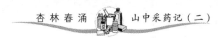

喘、慢性支气管炎、胃痛、跌打损伤疼痛，也可用于外科麻醉。"

超超捧着刘老师翻开的《本草纲目》，继续念道："相传此花笑采酿酒饮，令人笑；舞采酿酒饮，令人舞。予尝试之，饮至半酣，更令一人或笑或舞引之。乃验也。八月采此花，七月采火麻子花，阴干，等分为末，热酒调服三钱，少顷昏，如醉。割疮灸火，宜先服之，则不觉苦也。"

刘老师激动地对大家说："《本草纲目》这一段记载，既说明了曼陀罗花的麻醉作用，又体现了前人勇于探索，在实践中求真知的科学精神。20世纪50年代拍摄的故事片《李时珍》，描写了李时珍和他的学生庞宪，为了寻找和研究曼陀罗花，不惜千辛万苦，几乎献出了生命的故事。李时珍献身科学的精神真值得我们后人好好学习。"

看见大家点头称是，刘老师接着说："我说的是学习精神，而不是盲目地模仿和蛮干。你们说是吗？"

笑笑羞愧地垂下了头。

超超接着问："刘老师，听说《水浒传》中的蒙汗药就是用曼陀罗花做成的，是吗？"

刘老师笑了："据我所知，主要成分是曼陀罗花。你们知道华佗吧？"

"知道，他是三国时期的名医。"

"人们常用华佗再世来称颂医生医术高明。"

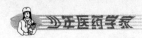

"他为关羽刮骨疗毒。"

"他被曹操杀了。"

"他是世界上第一个实施剖腹手术的医生。"

大家争先恐后，你一言我一语地说道。

"对，大家都说得好。"刘老师满意地笑着，"据史书记载，华佗在公元3世纪就成功地实施了外科手术，他发明的麻醉药叫麻沸散，其主要成分就是曼陀罗花。不过，曼陀罗花有剧毒，医生在临床上使用时都非常谨慎。"

在回三清观的路上，笑笑脸色发红，手舞足蹈，欢愉异常，不停地同大家打闹着。

"笑笑有什么问题吗？"吴医生担心地问刘老师。

"轻度的中毒反应。"刘老师沉稳地回答，"他吃得很少，不要紧，叫超超和涛涛搀着他走。回三清观后搞点儿红糖水喝，再喝点儿米醋就没事了。"

知识卡

● 配伍

　　按照病情需要和用药法度，将两种以上药物合用，就是配伍。《神农本草经》将各种药物之间的配伍关系，概括为相须、相使、相反、相杀、相恶、相畏等6种。

　　相须两种性能相类的药物同用，以互相增强作用。如知母配生石膏，增强清热效果。

　　相使用一些药物来提高主药的功效。如枸杞配黄芪，增强黄芪补血的功效。

　　相反两种药物同用可能产生毒性和副作用，如藜芦反人参。

　　相杀一种药物能消除另一种药物的毒性反应。如绿豆杀巴豆毒。

　　相恶一种药物能减弱另一种药物的性能。如生姜恶黄芩，因黄芩能减弱生姜的温性。

　　相畏利用药物的互相抑制作用，以减少或抑制某一药物的有害成分，而发挥临床效能。如半夏畏生姜，因生姜能抑制半夏的毒性。

6 炮制动物药

吃过早饭，刘老师和吴医生把小分队全体成员带至位于三清观大殿后的八卦亭中。八卦亭坐落在楠木林内，背靠青山，下临深涧，泉水流过，"叮咚"作响，清脆悦耳；遥望对面，好似刀劈斧砍的千仞绝壁，气势雄浑，令人生畏。据说张天师当年在此书写经文，一声惊雷，干扰了天师的思绪。天师一怒之下，将笔掷下深涧，后人便称此深涧为掷笔槽。

同学们坐在亭内，望着对面在白云中时隐时现的青山，听着树梢上小鸟的鸣唱，不停地做着惬意的深呼吸。

"昨天晚上睡得好吗？"刘老师笑着问大家。

笑笑抢着回答："睡得太舒服了。这里安静得像神仙洞府，我都要飘飘欲仙了。"

姗姗打趣道："你干脆拜道长为师，就在观中安心修炼，不要下山了。"

笑笑低着头，眯着眼，伸开手掌，置于胸前，稽首道："施主言之有理，贫道这厢有礼了。"

"贫嘴。"大家笑得前仰后合。

刘老师忍住笑，对大家说："昨天道长送来了一些中药，给我做教材。我们今天上午不出去了，大家坐下来，一起来认一认，看是些什么药。"

同学们看着放在石桌上的《本草纲目》、《常用中药学》、《常用中药图谱》，会心地笑了。

超超拿出一块树皮给刘老师——这块树皮外表呈灰褐色，内皮呈灰棕色——刘老师一用力，树皮折断了。他展示给大家看，咦，无数像蚕丝一样的白色丝状物连接着断端两边。

"杜仲。"薇薇一眼就认了出来。

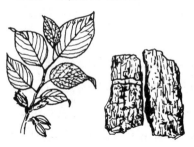

杜仲树枝　　　　　杜仲树皮

杜仲

"我这里有关于杜仲的资料，是我整理的读书笔记。我念给大家听吧。"比比波拿出一个精致的笔记本，"以树皮入药的，最常见最贵重者要数杜仲。杜仲是中国的特产，早在2 000多年前，《神农本草经》便将杜仲列为上品。公元369年后，杜仲开始从中国传入欧洲、俄国和日本。杜仲属杜仲科，落叶乔木，全世界只有一种，可高达 20 米，生长迅速，树形整齐，枝繁叶茂。杜仲以树皮入药，有温补肝肾、强筋健骨、安定胎儿的作用。现代医学研究证明，杜仲含有杜仲胶、树脂、糖甙、有机酸等药用有效成分。用杜仲煎汤服用，有降低血压的作用。"

刘老师满意地点了点头："归纳得好，简明扼要。不过，杜仲除了药用效能外，还是一种优质橡胶。杜仲的树皮、枝、叶和果实中都含有白色富有弹性的杜仲胶，就是我刚才折断树皮后大家看到的丝状物。杜仲胶在果实中的含量高达 21.3%，枝叶和树皮中的含量为 2%～3%。"

姗姗将一个卷成筒的报纸放在石桌上，刘老师打开报纸，拿出一株直立的植物给大家看。它的根部膨大，肉质肥厚，有点儿像土豆，又有点儿像红薯，茎呈黄赤色，直立着，顶部开着一串黄色花冠的稠密小花，整个植株没有一点儿绿色。

"这是天麻。"涛涛脱口说道，"我跟着爷爷在山上挖过，在阴湿的树林中才能找到。"

"对，是天麻。"刘老师指着黄赤色的直立地上茎问大家，"像不像一支红色的箭？"

"有点儿像。"大家答道。

"所以，《神农本草经》中称它为赤箭。"刘老师说。

刘老师将翻开的《常用中药学》递给苗苗，说："照

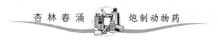

书念一遍。"

苗苗捧着书说："天麻为兰科多年生寄生草本植物，其苗原名赤箭，药用部分是它的干燥根茎。天麻对头痛、眩晕、耳鸣、失眠、小儿惊风、风湿痛、中风引起的四肢麻木、语言障碍等疾病有明显功效。"

雪雪不解地问："天麻明明是单独的植株生长在土中，怎么又叫寄生草本植物呢？"

"雪雪很细心，问得好。这就要从天麻的生长习性和过程说起了。"刘老师拍着雪雪的肩，开心地笑起来，"自然界有一种神奇的蜜环菌，是一种真菌，由于它的菌盖呈蜜黄色，菌柄上有个环，所以叫蜜环菌。蜜环菌也和天麻一样，喜欢在阴湿的杂木林中生活，当它遇到天麻的地下茎时，便会用自己的菌丝体去包围它，并从中吸取

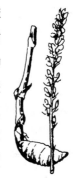

天麻

养料。天麻并非善类，岂能容忍蜜环菌任意欺凌，白白来吃自己的身体，它便分泌出一种专门对付蜜环菌的溶菌酶，从蜜环菌中吸取养料，滋养自己的身体。就这样，天麻靠蜜环菌为生，蜜环菌也可靠天麻产生的特殊营养滋补自己，相得益彰，最终生成了名贵的药材。所以，天麻是蜜环菌和草本植物的共同产物，使之成为独特的寄生草本类药用植物。"

雪雪恍然大悟："啊，原来它们是互相利用。"

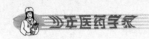

薇薇拿起天麻仔细端详了一会儿，抬头问刘老师："天麻本身没有一点儿绿色，也没有根，它不需要叶绿素和根来维持自己的生命吗？"

"对，它是靠蜜环菌来维系生命的，寄生在蜜环菌上。"刘老师继续说，"所以，人们利用天麻的这种生长特性，成功地进行了人工栽培。清溪村村长不是给我们讲，他们早就在搞天麻的人工栽培吗，有时间可以去实地看看。"

同学们又拿出冬虫夏草、三七等名贵药材，一边翻着书，一边议论。

吴医生用胳膊肘轻轻碰了碰刘老师，指着左手腕戴着的表，向刘老师示意。

"啊，时间不早了。"刘老师站起身，对大家说，"我们不给三清观添麻烦了，就此下山，返回营地。我去向道长告别，大家收拾一下吧。"

下山的路好像比上山的路短了许多，大家迈着轻快的脚步，指点着远近的山、瀑布、山泉、树木花草，愉快地交谈着。

"蛇。"走在最前边的雪雪一声惊叫，回身抱住薇薇，脸色苍白，嘴唇不停地哆嗦。

大家不约而同地停住脚步，只见前面石径旁的草丛中，钻出一条白花蛇。它爬到石径上，约有 1 米多长，龙头虎口，黑质白花，昂起头，张开嘴，露出 4 颗长长

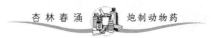
的尖形牙齿，吐着信子，气势汹汹地准备随时扑过来。

"这，这……"小分队队员们不知所措，像钉子钉住了似地不敢挪动半步。

"大家不要慌。"刘老师快步走到雪雪身旁，慢慢地弯下身子，在草丛边抓了一把泥沙，往白花蛇身上一撒。

刚才还不可一世的白花蛇，随即低下了头，全身瘫了下去，摆成了"之"字形。刘老师扬起药锄，一锄下去，蛇的头被斩断了，蜿蜒的蛇身在地上挣扎了一会儿，便再也不能动弹了。

"妈呀，吓死我了。"雪雪松了一口气，坐在了石阶上。

"刘老师，真了不起。"大家敬佩地望着刘老师。

"刘老师，这是什么蛇？"涛涛问道。

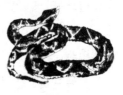

蕲蛇

刘老师从挎包内取出《常用中药图谱》，说："看，这条蛇类似李时珍家乡蕲春特有的白花蛇，所以又叫蕲蛇，李时珍在《本草纲目》中有详细的记载。这种白花蛇可宝贵啦，可以制著名的白花蛇酒。白花蛇酒的用处很大，是治风湿病的有效药。可以治中风伤湿、半身不遂、口眼歪斜、骨节疼痛，以及久治不愈的疥癣等。"

胆大的笑笑从地上抓起蛇头说："刘老师，我妈妈有

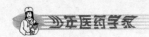

风湿病，天天喊腿痛，你教我做药酒吧。"

刘老师急忙从笑笑手中接过白花蛇头："别乱动，有毒。"

刘老师把蛇头丢在地上，向四周看了看，走进路边的亭子，捡了一块旧木板，对大家说："你们看我操作吧。"

刘老师蹲下身，从挎包中取出一包工具。他先用钉子将蛇身钉在木板上，用小刀截去尾部，小心翼翼地剥去蛇皮，剔去蛇骨后，装进一只干净的塑料袋中。然后，他拿起药锄，在草丛中挖了一个坑，将蛇头、蛇皮和蛇骨放进坑内，用土把坑严严实实地埋好。

"白花蛇的头、皮和骨都有剧毒，切忌随便乱扔，一定要掩埋好，以免伤人。"刘老师一边在土坑上将土踏实，一边说，"山下有一家我在那里当顾问的药厂，我们去那里制白花蛇酒吧。"

雪雪心有余悸地问："刘老师，万一被毒蛇咬了，怎么办呢？"

刘老师严肃地说："毒蛇咬伤非常危险，短则半小时，多则 30 个小时就会中毒死亡，所以，现场的紧急救治非常重要。蛇一般咬伤四肢，而以下肢为多，现场急救的原则是尽量防止毒液经伤口吸收和循静脉血管和淋巴管向身体内扩散。一旦被蛇咬伤，必须马上用止血带在伤口上端，医学上叫近心端 3～4 厘米处紧紧缚扎。没

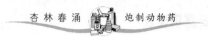

有止血带，用什么带子都行。当然，橡皮带最好。实在不行，把衣服撕成带子当止血带用。止血带缚上后，30分钟左右要松开 1 分钟，以免肢体缺血坏死。同时要立即冲洗伤口，不论泉水、井水、自来水，只要是干净水就行，然后尽快把伤员送往医院做进一步的救治。"

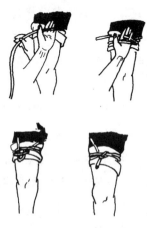

止血带结扎法

苗苗越听越紧张，问："我在电视里看到，有人被毒蛇咬伤了，旁边的人用口吸吮伤口。用这种办法对吗？"

"从理论上讲，办法是对的，但是，太危险了。"刘老师抚着苗苗的头，说，"如果口腔没有伤口，没有龋齿，万不得已的情况下就只能用口了。但吸吮的人，一定要用清水彻底漱口，并去医院用点儿药，再观察一段时间。"

说话间，师生们来到位于青峰山下的"青峰药厂"。制药厂厂长热情地接待了刘老师和小分队一行，将大家

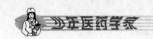

领进中药炮制房。

刘老师从塑料袋中取出白花蛇，放在一只瓷钵内，倒了一瓶糯米酒泡上。他把白花蛇提起，用酒反复洗涤，直到糯米酒把白花蛇浸润得透亮，才把它放进一只小细瓷坛中。

"现在需要加药。"刘老师走近分类放好的中药材面前，一边用手抓药，一边口中念念有词，"羌活100克，当归100克，天麻100克，秦艽100克，五加皮100克，防风50克。"

一位工人师傅走过来，接过刘老师抓好的药，放进了半月形的碾槽内，碾成了细末。

刘老师用一只生绢袋将药末装进去，用麻绳扎紧封口，放入瓷坛内。工人师傅用箬叶和泥将坛口密封好。

刘老师将瓷坛交给笑笑，说："这坛酒送给你，拿回家去治你妈妈的风湿病吧。"

笑笑捧着瓷坛，连声说："谢谢刘老师，谢谢刘老师。"

刘老师笑着说："别忙谢我，这酒还不能马上服用。你拿回家去后，将瓷坛放在温水中用小火煮一天，然后再埋在湿地里，7天后就可以服用了。要记住，每天吃一小杯就行了，不要多吃。酒吃完后，剩下的药渣不要丢，取出晒干后碾成细末，再做成小药丸，每天吃一点儿，效果也很好。"

知 识 卡

●动物药——炮制的奇药

我国中药宝库中，有记载的动物药达 600 多种。动物有全身入药的，如全蝎、蜈蚣、蛤蚧、僵蚕、地龙；有部分入药的，如蛇胆、龟板、鹿茸、鸡内金、鳖甲；有以分泌物入药的，如麝香、蟾蜍、珍珠；有以动物的病理产物和生理产物入药的，如牛黄、蝉蜕。

●炮制

炮制是药物在应用或制成各种剂型之前的加工过程。动物药一般均要经过炮制才能使用。所谓炮制，就是经多种物理或化学作用对动物药原料进行加工，比如酒泡、醋炙、火煅等。经过炮制的各种动物药往往有奇特的疗效。现代动物药物研究，一方面从弄清动物药有效成分入手，制造新药，如从斑蝥中提取的斑蝥素，可治癌症、白细胞减少和慢性肝炎；一方面开展药用动物人工饲养，在保护野生动物的同时，提供充足的动物药源。如人工饲养鹿，取鹿茸，人工养麝，取麝香等。

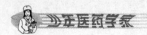

⑦ 中医诊病

刘老师走到正在吃早饭的小分队队员桌边，全体队员齐刷刷地站了起来。

"刘老师好。"

"快坐下，快坐下，吃饭。"刘老师双手不停地向下按，笑着问道，"昨天送给同学们的《中医是怎样看病的》小册子，大家都看了吗？"

"看了。"大家齐声回答。

笑笑接着补上一句；"不仅看了，我们还讨论了好一阵子呢。"

刘老师继续说："今天有两个人来看病。吃完饭休息半小时，大家都到小会议室，我们一齐来给他们看病吧。"

苗苗张大了嘴："哎呀，人家是找刘老师，我们怎么给人家看病呀！"

刘老师卖起关子来，说："到时候就知道了。"

同学们走进小会议室，见刘老师正和两个人亲切地交谈着。

"咦，你不是食堂的张师傅吗？"薇薇走上前，向站

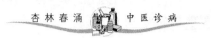

起身的中年汉子招呼道。

阿米娜接着说:"张师傅,你做的泡菜可真好吃。"

张师傅爽朗地笑起来,也给大家开起了玩笑,说:"我今天可不是给大家送泡菜来的,我是来求医的。啊,这是我儿子,也是来请刘老师看病的。"

面容酷似张师傅的少年站起来,羞涩地笑道:"就叫我小张吧。"

待大家都坐下后,刘老师说:"刚才我对张师傅爷儿俩讲了,请他们为同学们当'人体模特儿'……"

同学们乐了,谁也没见过这么五大三粗的"人体模特儿"。刘老师笑着说:"这种'人体模特儿',是为你们练习看病服务的。我刚才给他们初看了一下,只有点儿小毛病,承受得起你们的摆弄,不碍事的。他们是自愿者,你们要谢谢他们!"

大家一齐鼓起掌来。老张和小张笑着还了礼。

"同学们昨天都看了那本小册子,现在我就要问你们,"刘老师转过身来说, "中医传统的诊断方法是什么?"

"望、闻、问、切。"大家齐声回答。

"望是什么意思?"刘老师看着阿米娜。

阿米娜抻了抻衣襟,说:"望就是看的意思。就是要观察病人的精神状态,全身总体情况,局部或其他部位的色泽,有没有异常的变化。还要看舌头和舌苔。"

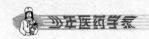
刘老师转向比比波，问："面部的色泽变化意味着什么？"

比比波清了清嗓子，说："面色发青，显示肝有病，或者显示有寒、有痛、有淤；面色发红，显示心有病，或者有热象；面色发黄，显示脾胃有病，或者有湿；面色发白，显示肺有病，或者是虚证，有出血；面色发黑，显示肾有病，肾虚，或有寒证。"

刘老师点了点头，接着说："那你看看小张的面部色泽有没有异常。"

比比波仔细地端详着小张，又回头看了看其他同学的脸，肯定地回答："他面色有些发红。"

刘老师高兴地笑了："你们来之前，我已经给他测过体温，38.1℃，发烧了，有热象。姗姗，舌诊是中医诊断的特色，你说说怎样进行舌诊。"

姗姗正襟危坐，说："首先要看舌质，如果舌质比正常淡，表示有虚证或寒证；舌质比正常红，或带绛色，表示有热证或阴虚；如果青紫，表示气滞血淤；如果舌质发黑，可能病情很重。其次，要看舌苔。"

刘老师打断了姗姗的话，问："什么是舌苔？"

姗姗接着说："就是舌头表面的一层苔状物。正常人是一层薄薄的白苔。如果很白，多半是寒证；如果发黄，表示有热证；如果舌苔增多，看上去有黏糊的感觉，叫做腻苔，多是有湿，白腻是寒温，黄腻是湿热；舌苔发

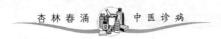

黑，表示病很重。"

"嗯，回答得不错。"刘老师不停地点头，"不过，要注意一点，有一些食物的颜色，或者服了某些药物，也会引起舌苔的颜色变化，在诊断上就没有什么意义了。"

笑笑把舌头伸出让大家看，说："哎呀，我的舌苔就变黑了，可能要死了。"

"就你贪吃，你在吃橄榄，舌苔怎能不黑呢。"薇薇轻轻地捅了笑笑一下。

刘老师笑了："那我们就看看他们父子两人的舌质和舌苔吧。"

"小张的舌质好像比我们红一点点儿。舌苔好像和我们差不多。"苗苗说道。

"张师傅的舌质要淡一些，舌苔有点儿白腻。"薇薇接着说。

"说得非常准确。"刘老师满意地拍拍坐在身边的苗苗，"小张刚刚开始有点儿低烧，所以舌质微红，舌苔尚未改变。张师傅面色略显苍白，舌质淡，是血虚，苔白腻，有寒湿。下面我继续说问诊。喂，超超，你的记性好，小册子上的《十问歌》能背诵吗？"

"能。"超超笑了笑，流畅地背诵道，"一问寒热二问汗，三问头身四问便，五问饮食六问胸，七聋八渴需当辨，九问旧病十问因，再兼服药参机变，妇女尤必问经带，小儿当问麻疹斑。"

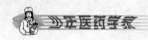

"好，一字不差。"刘老师向超超赞许地点点头，"问诊也很重要，是了解病情，正确诊断的重要手段。中医的问诊，除了与西医相同之处外，《十问歌》将中医问诊的特点和内容做了很好的概括。小册子中有详细的解释，大家回去再看一看。"

笑笑站起身插话："刘老师，我听电影里面的医生讲：'病家不用开口，便知病情根源。说得对，吃我的药；说得不对，分文不取。'是不是好的医生就不需要问诊，只是看一看，摸摸脉，就把病看准了？"

刘老师哈哈大笑起来："那是江湖医生吹牛的，社会上也是以讹传讹。恰恰相反，越是好的医生，越是对病员负责的医生，越是重视问诊，越是问得仔细。"

姗姗指着笑笑，说："笑笑，要记清楚，刘老师讲了4个'越'。"

刘老师喝了一口茶，继续说道："再说切诊。切诊包括脉诊和按诊，按诊与西医的检查相似。脉诊是中医诊病的重要特色。脉诊可能你们一时难以掌握，我就抛砖引玉吧。"

笑笑高声叫道："刘老师，你太谦虚了，你才是玉，我可是个烂砖头哟。"

"不要妄自菲薄。"刘老师笑道，"大家都知道明代大医药学家李时珍写了《本草纲目》，可很多人不知道他还写了一本专门讲述脉诊的专著叫《濒湖脉学》，论述了27

种脉象，后人又增加了 1 种，共 28 种。轻按就能感觉到，重按反而减弱的脉象叫浮脉，表示是表证；重按才能感觉到叫沉脉，表示是里证；脉快的叫数脉，表明是热证；脉慢的叫迟脉，表示是寒证。这样讲太抽象，不好掌握，只能通过不断的实践，才能体会到。"

雪雪问道："刘老师，听说古时候有弦丝诊脉，是怎么一回事？"

刘老师开心地笑了："这是封建礼教的产物。古时候，男女授受不亲，医生多是男的，在给富户和达官贵人府中的女性看病时，在女病人的手腕上缚根丝线，医生远远地在丝线上为女病人诊脉。"

"能分辨出 20 多种脉象吗？"

"哈哈，我是不信的。"刘老师还在笑，说，"你们想，又不是电子感应器，我看是故弄玄虚。因此，医生只好通过其他渠道，旁敲侧击地了解病情，诊断下药。好，我们现在为小张切脉。"

刘老师叫小张和他面对面地坐下，左手掌心向上放在桌面的小布枕上，然后将自己右手的食指、中指和无名指放在小张大拇指一侧的腕部，屏神敛息地开始诊脉。稍过片刻，又换一只手继续诊脉。

刘老师切完脉，起身让薇薇等 9 人依次坐在他的位子上，手把手地教他们切脉，同时不停地叮嘱："你们要平心静气，认真体会，还要数数在你的一呼一吸之间，

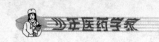

小张的脉搏跳动了几次。"

大家都切完了脉，刘老师对薇薇说："说说你的感觉。"

薇薇说："我把手刚放在他的皮肤上，就感觉到了他的脉搏在跳动，用力的时候，脉搏跳动的力量就减弱了。是浮脉吧？"

刘老师满意地笑了，他转身问大家："你们的感觉和她一样吗？"

大家都在点头。

"一呼一吸之间脉搏跳了几次？"

有的回答6次，有的回答7次。

"正常应该是4～5次，快了，是数脉，综合起来就叫脉浮数。"刘老师示意大家坐下，"我们把望、闻、问、切综合起来分析，就叫四诊合参。"

"刘老师，你还没有给我们讲闻诊呢？"苗苗不解地问道。

刘老师笑着说："我就等你的这句话呢。虽然没有讲，但我们已经进行了。闻，有两层意思，一是用耳朵听，听说话的声音，听呼吸的声音，听咳嗽的声音，听病人发出的其他声音。刚才小张咳了几声，不剧烈，没有痰。二是用鼻子嗅病人有无特殊气味。我们坐了这样久，没发现什么吧。"

大家相视而笑。然后，小医生们开始七嘴八舌地四

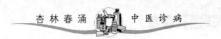

诊合参，并试着各自开了处方。

刘老师最后说："现在听我的四诊合参和开的处方，对照一下，看谁对谁错，谁高明。当然，也不一定我的就全对，就高明，可以切磋。我的四诊合参的结论是：小张发烧、头胀痛、有汗、口干、咳嗽、舌微红、苔薄白、脉浮数，诊断为风热感冒。治法：辛凉解表，宣肺清热。方药：银翘散加减。处方：银花 10 克，连翘 10克，荆芥 10 克，竹叶 10 克，桔梗 10 克，豆豉 10 克，牛蒡子 10 克，芦根 30 克，甘草 3 克，薄荷 3 克后下，咳嗽再加杏仁 10 克。"

刘老师开了处方后，又为张师傅切脉。薇薇等人也依次为张师傅切了脉。

"这下我要先问阿米娜了。"刘老师亲切地注视着阿米娜，说，"你觉得张师傅的脉象如何？"

"张师傅的脉要用力按住才能感觉到，一呼一吸只有 3 次，应该叫脉沉迟吧。"

"阿米娜的悟性真好。"刘老师高兴地夸道，"张师傅舌苔白腻、脉沉迟，是身体内有寒湿。他的主要症状是肢体关节疼痛，肌肤麻木，活动不便，中医叫痹症。痹就是闭阻不通的意思，不通则痛。因为是寒湿引起的痹症，治法上就应以通为主，佐以祛风散寒。他还有血虚的表现，处方中还应加两味补气血的药。古人有'治风先治血，血行风自灭'的要诀。"

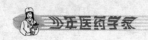

张师傅接过处方，不住地连声感谢："刘老师说得太对了，我就是寒湿重。谢谢，谢谢。"

"不用谢，先吃4服药，我继续给你治疗。"刘老师把张师傅送出会议室，转身对大家说，"我再给你们归纳一下，辨证论治，是中医诊治疾病的基本方法，是中医的精华。就是把病人的客观证候和医生通过望、闻、问、切获得的内容，根据中医的基本理论，进行归纳分析做出准确的诊断，从而探求正确的治疗方法。我们今天上午的活动，实际上就是进行辨证论治的实践。不足的是，由于你们掌握的中医基本理论不多，有些问题我没有涉及，分析得也不够。我们今后共同努力吧。"

知识卡

● **八纲**

中医诊病的基本纲领和辨证的基本方法之一，包括阴、阳、表、里、寒、热、虚、实八个纲。运用这8纲，对病证进行分析、归纳，为施治提供依据。表里辨病证的浅深，寒热辨病证的性质，虚实辨邪正的盛衰，阴阳则是统摄其他六纲的总纲。表、热、实属阳，里、寒、虚属阴。八纲四对矛盾，是相对的，互相联系，互相转化的。临床上错综复杂的证候，都可以用八纲进行分析归纳。

● **五脏**

中医的重要基础理论，包括心、肝、脾、肺、肾。它既是指人体的具体器官，又通过这5个器官对人体的生理和病理现象进行归纳，与现代生理学对这5个器官的表述不完全一样。心主血，主神明，主管血液在脉内运行，主宰人体生命活动，有统调五脏六腑的作用，还支配人的精神状态、意识和思维活动。肝藏血，有贮藏血液和调节血量的功能，还主管全身关节的活动。肝还具有调节人的精神情绪的功能。脾统血，统摄血液的正常运行，主运化，主管人的消化和吸收功能。肺主气，司理呼吸，统管全身之气。肺合皮毛，还有卫外功能。肾主水液，有调节体内水液平衡的功能，还与人的生殖、生长、发育及衰老有关。

8 病从口入

早餐时间都快过了，薇薇才走进食堂。

"喂，头儿，你怎么姗姗来迟？"超超热情地招呼薇薇坐下。阿米娜、比比波将干净的碗筷递到薇薇手中。

"吃饭不积极，思想有问题。"笑笑向薇薇做了个鬼脸。

"你的思想才有问题，"薇薇白了笑笑一眼，将头微微前倾，低声说，"向你们透露个秘密。"

"什么秘密？"8个脑袋一齐凑了过来。

薇薇把手中的馒头放下，说："刚才总辅导员张继梁老师找我，他写了个剧本，打算把演出的任务交给我们小分队。"

"什么剧本？"大家的兴趣更浓了。

"他把医学知识写进剧本，让我们轮流扮演不同的角色，再配合灯光、幻灯、画外音，烘托演出效果，达到向大家普及医学知识的目的。"

"太棒了，咱们说干就干。"涛涛握紧拳头，信心十足地说道。

"唉，"薇薇长长地叹了一口气，说，"我推了。我对

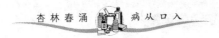

张老师讲，我们小分队是心有余而力不足啊，还是让其他能力强的分队来干吧。"

"嗨，头儿，你、你昏了头了。"超超急得满脸通红，"你怎么长他人志气，灭自己威风。这样光荣的任务，咱们小分队应该当仁不让地接下来嘛！"

笑笑猛拍了一下大腿，站起来就跑，说："不行，我找张老师去把任务抢回来。"

"回来！"薇薇喝住了笑笑，接着从书包中掏出一叠稿纸，笑眯眯地高高举起，问："这是什么？"

"头儿，你太伟大了！"大家欢快地跳起来，兴奋得相互击掌。

笑笑向薇薇嘟着嘴，说："头儿，你作弄人。"

"还不是跟你学的，这叫逗一你一玩。"薇薇笑着向笑笑说，"张老师还说，咱们小分队是《小医生报》的小记者组，希望我们拿起笔来，他只给我们提纲，要我们自编、自导、自演，大家愿不愿意？"

"愿意！"又是一阵欢笑声。

"什么事这么高兴？"吴梅医生不知什么时候已站在大家身旁。

苗苗走过去向吴医生悄声耳语，吴医生笑着点点头："我早知道了，希望你们不要辜负夏令营营部的希望。"

姗姗走上前，说道："吴医生，今天的活动安排表上，怎么没有我们小分队？"

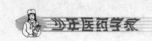

吴医生含笑回答："谁说没有，我不是来了吗。咱们今天的活动地点就是这里——食堂。活动的主题：谨防病从口入。辅导老师就是本人。"

张师傅站在厨房门外笑着向大家鼓掌："欢迎吴老师和直属小分队视察食堂工作。"

超超凑近笑笑的耳朵："你看，就是你前天把张师傅传染了，他也开始说笑话了。"

吴老师热情地和张师傅握手，说："咱们可是第二次握手了。张师傅，你和小张都好些了吗?"

"嘿，我那儿子，吃了两服药，全好了。今天非要跟着五分队去参观养鹿场，随他吧。"张师傅"嘿嘿"笑着，轻轻挥着拳头，"我嘛，关节疼痛至少减轻了一半。刘老师讲，还得继续吃药。"

走进厨房操作间，大家眼睛随之一亮，禁不住啧啧赞叹："哇，真干净!"

厨房的四壁洁白雪亮，连房顶和墙角也看不见一丝灰尘，水磨石的地面清洗得干干净净，光亮照人，弄得大家不好意思迈步了。

"没关系，大家随便走，随便走。"张师傅热情地招呼大家，说，"这地面我们每餐饭后都要清洗的。"

吴医生轻轻抚摸着洗出木头本色的案板，不住地点头。她戴上白色手套，用手指在案桌的纱罩、碗柜的纱窗和窗台上擦了几下，将手指向大家展示，白手套上纤

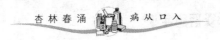

尘不染。

吴医生对大家说："把好病从口入关，主要是预防肠道的传染病和食物中毒。我们今天活动的重点是预防食物中毒。阿米娜，你给大家讲讲食物中毒的特点，好吗？"

阿米娜点点头，说："食物中毒的特点，一是同时有多人发病；二是病人都有类似的症状，主要是肠胃道症状；三是病人都吃了相同的食品，或同时在一个地方进食。"

吴医生满意地点了点头，说："比比波，你再讲一下食物中毒分几大类。"

比比波答道："食物中毒分两大类。一类是细菌性食物中毒，另一类是非细菌性食物中毒，包括吃了有毒的动植物，或者是吃了含有毒素的食物引起的食物中毒。"

"对。"吴医生接着说，"在食物中毒中，细菌性食物中毒最多见，约占食物中毒的60％以上，主要原因是食品的原料变质，产生了大量的细菌，或者是食品保管不当，被污染后含有致病性细菌。所以，我们应重点预防细菌性食物中毒。大家看，厨房的墙上贴了不少的规章制度和宣传画，大多是针对细菌性食物中毒的。我还要补充一句，这些措施，也能有效地预防肠道传染病。张师傅，你的蒸笼里还在蒸馒头吗？"

"不是馒头，是消毒餐具。"张师傅笑着解释，"凡是

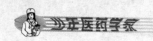

用过的餐具，我们都坚持'一洗二清三消毒'制度。平时人少，就用消毒柜；夏令营人多，消毒柜不够用，就用蒸笼蒸。"

吴医生又指墙壁上贴的规章制度，问："张师傅，你们的《食堂管理制度》条条都做到了吗？"

"当然必须做到，不然，后勤处长要打我这个厨师班长的板子。"张师傅仍然是满脸憨厚的笑容，"首先要做到'三不'，凡是腐烂变质和有问题的食品，采购员不买，保管员不验收，厨师不做，我是每天检查。你们看，一共3个保管室，这是熟食保管室，熟食要全进冰箱和冰柜保藏。"

张师傅把大家领进另一个房间，说："这是放佐料的房间，右边放的是调料，左边是泡菜。"

只见右边一排整齐的大坛子闪着淡黄色光泽，木盖现本色，揭开木盖，酱油、醋、豆瓣、酱，溢出了特有的清香。

"咦，真香。"阿米娜揭开左边的泡菜坛做着深呼吸，坛沿水清澈透亮。

"再请到操作间看看。"张师傅又把大家领到外间，"左边写着'熟'字的菜板是做熟食的，菜板和菜刀只能切熟食；右边的菜板写着'生'字，专切生食。"

吴医生不停地点头："生熟菜板和菜刀分开，做得对。"

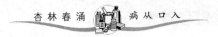

张师傅接着说："我们做菜时都要求煮熟煮透，集体进餐，一律不做凉拌菜。食堂工作人员一律做到'五勤'。"

"哪'五勤'？"阿米娜不解地问。

"勤洗头，勤换衣，勤洗澡，勤洗手，勤剪指甲。"

吴医生走到生菜板旁边，从竹筐内拿出一根豆角对大家说："刚才张师傅讲到，做菜时要煮熟煮透，不仅能预防细菌性食物中毒，也能预防非细菌性食物中毒。这种四季豆好吃吗？"

"好吃。"

"当然好吃。"吴医生笑着说，"豆浆好喝吗？也好喝。但是，它们和其他豆类食品一样，含有一种皂素，如果不煮熟煮透，吃了就会中毒。"

雪雪说："上个月，我们邻居一家人突然都恶心、呕吐，还叫头晕、头痛，到医院后说是四季豆中毒，是四季豆没有煮熟引起的。"

"张师傅，这东西丢在哪里？"一个老头儿提着一只竹筐，向这边大声问道。

"你把它砍烂切碎，丢进垃圾桶。"张师傅回答道。

大家好奇地过去一看，原来是一筐皮色发青的发芽土豆。

老头儿提着竹筐嘟哝道："说什么土豆长在龙树下就有毒，什么叫龙树？从没见过，只听我的孙女爱唱什么

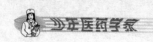

'一只孔雀飞到了龙树上'，那是云南歌嘛，我们这里又没有。"

大家笑得前仰后合，姗姗和雪雪的眼泪都笑出来了。

吴老师忍住笑，拉过老头儿，拿笔在纸上边写边说："大爷，那不是什么龙树，是说皮色发青、发了芽的土豆里面含有一种有毒的东西，叫龙葵素。喏，就是这 3 个字，吃了会中毒。"

老头还在嘟哝："这样多土豆，十来斤吧，丢了多可惜。消了毒，总可以吃吧?"

大家又是一阵大笑。

吴医生继续耐心地解释："如果发芽很少，把芽和发青的皮肉削了，在清水中泡一泡，煮熟了，还是可以吃。但是，这筐土豆发芽太多，皮子不仅大部分变青，还带紫绿色了，就千万不能吃。"

老头儿向吴老师连连拱手，说："你这位老师真好，真耐心，让我长见识了，谢谢你。我再请问一下，听说野菌子和大蒜一块儿煮，吃了就不会中毒，是真的吗?"

吴医生抓住老头儿的手臂不住地摇，着急地说："不行，不行，大爷，你千万不要信。有毒的野菌子的种类太多太多，有的还有剧毒，吃很少一点儿就会把人毒死，大蒜根本解不了野菌子的毒。预防野菌子中毒的办法只有一个，就是不吃野菌子。"

老头儿不住地点头："老师你是有学问的人，我听

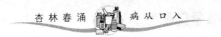

你的。"

张师傅从老头儿手中接过一只菜篮子，吴医生眼前一亮，吃惊地问："这是什么？"

老头儿笑了笑："这是我自己种的金针菜，摘点儿给张师傅尝尝鲜。"

吴医生双手捧着脸，不停地顿脚："哎哟，我今天成了世界上最讨厌的人了，老在敲破锣，这个鲜黄花是不能吃的。"

张师傅和老头儿吃惊地张大了嘴："什么，金针菜也不能吃？"

吴医生说："鲜黄花，也就是鲜的金针菜里面含有一种叫秋水仙碱的东西，吃了会中毒的。"

张师傅恍然大悟："难怪，前几天，我吃了鲜黄花做的汤，就觉得恶心、呕吐，还拉肚子，我当是吃了什么不干净的东西了。"

吴医生说："那就是轻度的秋水仙碱中毒反应。"

老头迷惘地问："这黄花就不能吃了？"

吴医生说："鲜黄花不能吃，把它制成干黄花就能吃了。"

老头提起菜篮子："我每年都要制干黄花卖。拿回去制成干黄花，再给张师傅送来。"

吴医生转身对小分队队员们说："时间不早了，张师傅和其他厨师还要为大家做午饭，咱们到小会议室去继

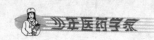

续讨论吧。"

笑笑与超超咬了咬耳朵，转身严肃地对张师傅说："张师傅，我们对你有意见。"

张师傅吃了一惊，随即友好地笑道："有意见尽管提，尽管提。做得不对的，我一定改正。"

"你报复我们。"笑笑故意板着面孔，说，"前天，刘老师给你开了处方，让你吃药，你今天又故意拿药给我们吃。"

张师傅满头雾水。他指着正在忙碌地择菜、切菜的其他厨师，说："这是从哪里说起呀，中午改善伙食，我们正在给你们准备可口的饭菜呢。"

"这是什么?"笑笑指着案板问。

"这是切好的葱丝，做京酱肉丝用的。"

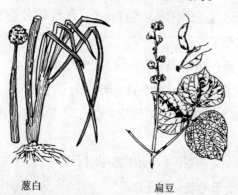

葱白　　　　　　扁豆

笑笑这下笑了："你们全是切的葱白丝，葱白就是发散风寒药。还有这个香菜，又叫芫荽，不仅发散风寒，还治麻疹不透。我们这样大了，可没害麻疹哟。"

超超笑着走上去，说："这是生姜吧？也是发散风寒的。啊，还有干姜，温中散寒。"

其他人醒悟过来了，也纷纷围上前去。

苗苗说："这是扁豆，健脾化湿，还能消暑。"

涛涛说："这是冬瓜。冬瓜皮清热利水消肿，冬瓜子清热化痰，利湿排脓。"

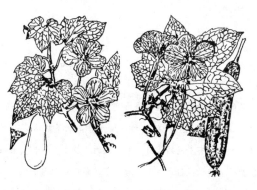

冬瓜　　　　　　丝瓜

雪雪说："这是丝瓜。老丝瓜清热凉血解毒，里面的丝瓜络祛风行血通络。"

姗姗说："这是萝卜。老萝卜头叫莱菔头，能消食化积。萝卜种子叫莱菔子，能行滞消食，降气祛痰。"

阿米娜拈起几颗米粒，说："稻米发芽后制成谷芽，健脾开胃，帮助消化。"

比比波指着面粉说："小麦发芽后制成麦芽，和谷芽

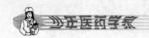

的作用一样。"

吴医生向大家摆着手:"好了,别闹了,师傅们还忙着哩,你们中午还吃不吃饭哟!"

笑笑拉着张师傅,笑着说:"张师傅,我们是和你闹着玩的,借此温习中药学呢。"

小分队队员们站成一排,一齐向师傅们行了个庄严的少先队队礼,齐声说道:"师傅们辛苦了,谢谢你们,向你们致敬!"

知识卡

● 五味

药物的辛、甘、酸、苦、咸 5 种味。此外还有淡味,所以,实际上有六味。不过,一般认为淡附于甘,故不称六味而叫五味。不同的味,有不同的作用。味相同的药物中,其作用有共同之处。味辛的能散能行,多用于治疗表证或气血阻滞的病证;味甘的能补能缓,多用于治疗虚证,或缓和疼痛;味淡的能渗能利,多用于治疗湿邪或水气为患的病证;味酸的能收能涩,多用于治疗虚汗、泄泻等证;味苦的能泻能燥,多用于治疗热证和湿证;味咸的能软坚润下,多用于治疗便秘、痞块等证。

⑨　从听诊器的故事说起

　　直属小分队全体成员早饭后便聚集在小会议室，叽叽喳喳地议论起来。

　　"喂，笑笑。"涛涛推了笑笑一掌，"昨天晚上你把文学家拉出寝室，在喷水池边又说又比了好半天，到底在搞什么阴谋诡计？"

　　笑笑做了个鬼脸，说："天机不可泄漏。"

　　雪雪、姗姗和苗苗也冲上来，指着笑笑说："老实交代。"

　　笑笑仍旧是嘻皮笑脸的模样，说："无可奉告。"

　　苗苗抓住超超的手臂，不停地摇晃，道："哎呀，文学家，你是个大好人，你说嘛。"

　　笑笑瞪大了眼睛，说："嘿，谁又是大坏人了，不许搞分化瓦解嘛。"

　　超超不好意思地笑了笑，说："请放心，我们没有干不可告人的勾当，我和笑笑在商量自编自演节目的事。"

　　"什么节目？"大家好奇地围了上来。

　　"嗨，不是刚开始商量吗，一旦形成了框架，自然要请你们审查嘛。"笑笑说。

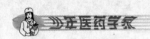

涛涛严肃地说："头儿，这件事决不能等闲视之，你得领导我们好好研究，一定要拿出几个像样的节目，誓夺金牌。"

薇薇说："我已经有了一些想法。这样吧，今天下午排练张老师编写的节目，排练结束后就商量。现在离集合时间还有40分钟，我们就按照吴医生的要求，抓紧时间把测量体温、脉搏和呼吸的方法再复习一下。"

直属小分队的队员真的"乖"，虽然方法早已掌握，但大家依然从头做起，认真复习起来。

"阿米娜，你先给我测量。"薇薇亲热地把阿米娜拉到自己身旁。

阿米娜把体温表拿出来，问道："腋窝有汗吗?"

"没有，但我还是用手绢擦了擦。"薇薇说。

"好，现在体温表的水银柱显示在35℃以下。你把有水银这一端放在右边腋窝深处，紧贴皮肤夹好，10分钟后取出。"阿米娜说。

"测量体温需要那么长时间呀?"薇薇明知故问。

"头儿，你是在考我啊。"阿米娜笑了，"口腔测量体温只需要3分钟。正常的体温，口腔是36.5～37℃，腋下比口腔低0.3～0.5℃，直肠比口腔高0.3～0.5℃。"

薇薇笑着把左手臂放在桌上，让阿米娜来测脉搏。阿米娜将右手食指、中指和无名指的指端放在薇薇左手腕大拇指一侧。

"摸到桡动脉的跳动了吗?"

阿米娜点了点头，抬起右手腕看着表。

"你的脉搏每分钟72次，正常应该是每分钟60～100

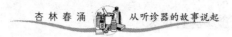

次。"阿米娜停止了测量，说。

"不到 1 分钟吧。"薇薇问。

"我测了半分钟，36 次，乘以 2，每分钟当然是 72 次。"阿米娜说。

"你怎么不给我测呼吸?"薇薇问。

"测了，半分钟 9 次，每分钟 18 次。正常每分钟 16～20 次。"阿米娜说。

"你什么时候测的，我怎么不知道?"薇薇问。

阿米娜笑了："头儿呀，你真是在考我? 刚才我们俩谈话时我就测了，你胸腹部一起一伏，就算是一次呼吸吧。"

"同学们，你们看谁来了?"吴医生笑眯眯地走进来。

"秦老师!"孩子们欢呼起来。

"小医生们好!"仍然是一身休闲装，戴着金丝眼镜，斯文儒雅的秦传学老师微笑着，向大家点头致意。

"秦老师，好几天没见着你了，我们好想你啊!"苗苗说。

"我也很想念你们啊，听说你们这几天跟着刘老师和吴医生收获不小，进步也挺快嘛。"

吴医生笑着招呼大家："这几天秦老师要与你们朝夕相处，不仅辅导你们夏令营日程表上安排的活动，还要辅导你们编演节目。下午，刘老师也要赶来。"

"好哇!"大家欢呼起来。

"现在集合。"薇薇一声号令，队员们马上站成了整齐的一排。

吴医生给每个队员发了一只听诊器。大家惊喜地接

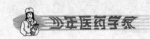

过，挂在胸前，注视着秦老师。

"别搞得太严肃了嘛，大家放松一些。"秦老师示意大家坐下，"活动开始前，我们要听一个故事。"

大家屏神静息，不知秦老师要讲什么故事。

秦老师却向薇薇笑着说："头儿，请允许我这样称呼你，和他们一样。"

一屋子哄堂大笑。

秦老师继续笑着对薇薇说："你知不知道，我和你妈妈是大学同班同学，昨天在学术会议上见面了，谈话的主题是你，我当了一回'克格勃'，向你妈妈搜集了有关你的第一手情报呢！你知道不少医学小故事，现在大家都拿着听诊器了，请你给我们讲讲听诊器来历的故事吧。"

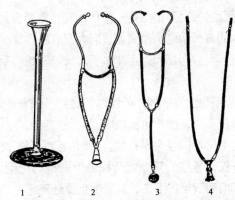

各种听诊器

1. 直管听诊器　　2. 带弹簧钟形听诊器

3. 带弹簧膜形听诊器　4. 无弹簧听诊器

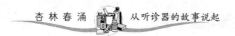

　　薇薇涨红着脸，不好意思地开始讲："应用听诊器来检查心脏，是在19世纪20年代开始的。古时候，医生也要听胸部，不过，是把耳朵直接贴在病人的胸部进行听诊，古希腊医学家希波格拉底在公元前3世纪就有记载。1816年，法国巴黎有一个名医叫雷内克，他在给一个贵族小姐看病时，怀疑这位小姐有心脏病，要确诊必须听心脏。可病人是一个年轻的贵族小姐，怎么能把耳朵贴在小姐的胸部去听诊呢。他忽然想起儿童们玩的一种游戏，一个儿童用针尖刮划圆木的一端，其余的儿童把耳朵贴在圆木的另一端，就可以听到清晰的"沙沙"声。于是，他灵机一动，找来一张厚纸，卷成圆筒，一端放在小姐的心脏部位，一端贴在自己的耳朵上。奇迹发生了，雷内克不仅清晰地听到了小姐心跳的声音，还分辨出了带病的杂音。以后，雷内克就设计了世界上第一只听诊器。"

　　超超举着手中的听诊器，问："就是这个样子吗？"

　　"不，"薇薇继续说道，"雷内克设计的第一只听诊器是木头做的空心直管，形状很像笛子，被称为'医者之笛'。以后，雷内克又做了不少试验，制成了喇叭形的象牙管与橡木管相连的简单听诊器。后来又出现了双筒听诊器，最后演变成我们手中拿着的这种样子。现在，听诊器与白大褂一样，成了白衣天使的象征。"

　　"头儿，讲得好。"薇薇的故事赢得了同伴们的热烈

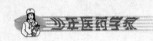

掌声。

"名不虚传。"秦老师满意地拍了拍薇薇的肩，微笑着说，"现在我们就来练习胸部听诊。"

秦老师叫超超坐在自己对面，然后戴上听诊器，将听诊器头在超超的胸、背部不断地移动，边听边对大家说："肺部的听诊部位包括前胸、后背和腋下，最好每个点都能听到。嗯，很好，正常的呼吸音。比比波，你来听听。"

比比波学着秦老师的动作，在超超的胸部认真地听起来。

"听到声音了吗?"秦老师问。

比比波取下听诊器，说："我听到里面有一股吹气的声音。"

秦老师点点头，说："随胸部起伏的吹气声，就是呼吸音，正常的呼吸音就是超超这样的，清晰、轻柔、均匀。大家都来体会一下，只有在认识了正常呼吸音的基础上，才能识别异常和病理的声音，平时大家可以互相多听听。"

听了一会儿，雪雪起身问道："什么声音才是异常的呢?"

秦老师笑了，说："好吧，我讲一些异常的声音给你们听。你们知道罗音吗? 罗音就是空气通过有分泌物的支气管或管腔变狭窄的支气管所发出的呼吸杂音，分干

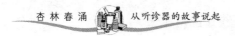

罗音和湿罗音两种。支气管管腔肿胀、痉挛，或含有黏稠分泌物时，就会出现干罗音。由于管腔大小不同，会听见类似打鼾的声音，或者类似笛声或飞箭声，这通常是支气管病变的信号。湿罗音听起来像水泡音，是气流通过含有分泌物的支气管时所发生的，提示肺或毛细支气管有病变，如肺炎、肺水肿、肺充血等。我想，我不会在你们身上听到这些声音吧，待会儿我领你们去看几个病人，可能会听到。"

吴医生问大家："你们听懂了吧？"

"听懂了。"大家齐声回答。

吴医生向秦老师点了点头，秦老师接着说："听懂了固然好，但还不行，我会安排你们实践的。现在，我们接着说心脏听诊。"

笑笑站起来脱掉夏令营营服，赤裸着上身坐到秦老师面前，说："这下该让我当回模特儿了吧。"

姗姗瞥了他一眼，说："瘦猴似的，还模特儿呢。"

笑笑在大家的笑声中拍着胸部，说："瘦是瘦，有肌肉！"

"笑笑，好样的，就让你过一会儿模特儿的瘾吧。"秦老师夸奖了笑笑，站起身说，"在进行心脏听诊之前，我还要讲几句。心脏听诊是了解心脏疾病的重要方法，但是技术比较复杂，目前只能从最简单的入手，做些常识性的了解和实践。阿米娜，正常的心音有几个？"

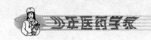

阿米娜起立回答:"有两个,第一心音和第二心音。"

秦老师点了点头:"心脏听诊首先要分清第一心音和第二心音,如果连第一心音和第二心音都分不清,心脏听诊就无从谈起。教科书上说得比较复杂,听说吴医生教了一个最简单的办法,你能告诉我吗?"

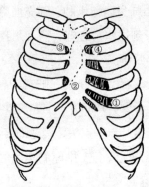

心瓣膜听诊位置

1. 二尖瓣区(心尖区)　2. 三尖瓣区

3. 主动脉瓣区　4. 肺动脉瓣区

阿米娜继续回答:"间隔时间最短的第一个声音是第一心音,第二个声音就是第二心音。"

秦老师笑了笑,用鼓励的眼光看着阿米娜,问:"那你也能分清收缩期和舒张期?"

"第一心音和第二心音之间的时间叫收缩期,第二心音到下一个第一心音之间的时间叫舒张期,收缩期的时间短,舒张期的时间长。"

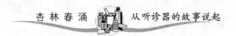

"好，分清了第一心音和第二心音，又分清了收缩期和舒张期，我们就先实践一下吧。"

秦老师把听诊器放在笑笑左胸听了一会儿，转身对大家说："心脏听诊分4个区，今天我们只听心尖区，喏，就是我放听诊器头的地方。最简单的办法是，把听诊器放在能触摸或能看到心尖搏动处的内侧就行了。现在大家互相听一听，认真体会一下，重点是分清第一心音和第二心音，分清收缩期和舒张期。"

听了一会儿，超超举起了手，说："秦老师，我注意区分了一下，笑笑的收缩期是0.3秒，舒张期是0.5秒。"

秦老师赞许地点着头，说："超超做得对，两个时间加起来，就叫一个心动周期，请大家注意，都分清楚了吗？"

"分清楚了！"大家齐声回答。

"苗苗，你听了薇薇的心脏后有什么感觉？"秦老师问。

苗苗回答说："薇薇的心音很有节律，很整齐，除了第一心音和第二心音外，没有听到别的声音。"

秦老师笑了，说："如果还能听到其他的声音，就是有杂音了。薇薇，你过来，仔细听听我的心尖区。"

薇薇认真地听了一会儿，抬头看了看秦老师，又低下头听了一会儿，疑惑地轻声说道："秦老师，我在收缩期听到一种很轻微的声音，像吹风一样，不仔细听还听

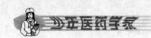
不出来。"

秦老师哈哈大笑起来,说:"你听得完全正确,将来一定会成为一个好医生。我的心尖区确有收缩期吹风样杂音,不过,是良性的,不是病理性的,发烧和运动后可能出现。我最近天天游泳,可不能听见杂音就轻易说我有心脏病啊。现在我来当模特儿,你们都来听听我的心尖区,再和你们自己的心音细细比较一下。然后,我领你们去看几个病人,让你们进行一次实战演习。"

知识卡

● **心脏瓣膜的听诊区——心脏共有4个瓣膜**

　　主动脉瓣是左心室通向主动脉口的瓣膜,防止血液从主动脉回流到左心室。其听诊区在胸骨右缘第2肋间处。

　　肺动脉瓣是右心室通向肺动脉口的瓣膜,防止血液从肺动脉回流到右心室。其听诊区在胸骨左缘第2肋间隙。

　　三尖瓣是右心房和右心室之间的瓣膜,防止血液从右心室回流到右心房。其听诊区在胸骨右缘第4肋间隙。

　　二尖瓣是左心房和左心室之间的瓣膜,防止血液从左心室回流到左心房。其听诊区在左侧第5肋间隙,锁骨中线内侧,即心尖搏动处内侧。

⑩ 两种心脏病

　　夏令营营地借用了一所培训学校的部分设施，培训学校的职工和家属大都住在学校东边 3 幢宿舍楼和紧邻的几排平房中。

　　秦老师和吴医生领着小分队来到第 2 排平房前，一位衣着朴素的中年妇女热情地迎了上来。

　　"哟，是秦老师和吴老师吧，稀客，稀客，请屋里坐，屋里坐！"中年妇女手忙脚乱地将大家往家里请，转身大声向屋内叫道，"小莉，快端凳子出来，倒茶，拿瓜子！"

　　一个十六七岁的少女走出来，扶着门框，羞涩地望着大家。

　　吴医生上前拉住中年妇女："是陈师傅吧，随便点儿，不要太麻烦了。"

　　被叫做陈师傅的中年妇女一拍大腿，说："看你吴老师说的，你们城里来的大医生，老远跑到这里来为我们看病，才真是麻烦你们了。"

　　待大家坐下，陈师傅推了一下小莉，说："傻女子，快叫秦老师、吴老师！"

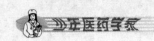

小莉喊了声："秦老师！吴老师！"

吴医生把小莉拉到自己身边，看着她清秀的面容，怜爱地问："你几岁啦？"

陈师傅抢过话头，替小莉回答："她今年满17岁了，下学期该读高中二年级，是班上的学习委员，这学期是全年级第2名，还得了个什么奖呢。"

"妈！"小莉白了陈师傅一眼。

"好，我不说了，我不说了，又要怪我话多。"陈师傅说。

秦老师笑了笑，和蔼地问道："小莉，能把你的病情给我们讲讲吗？"

陈师傅的话匣子又打开了，抢着说："说来话长，还是刚上初中的时候，她就经常发烧，还喊全身关节痛，手和脚的关节都是肿的，住了院才医好，说是什么风热。"

"是风湿热。"小莉纠正道。

"对，是叫风湿热。出了院后病也没犯过，她也没喊哪里不舒服，最近才喊累了。我们医务室的医生对我说，可能心脏有问题，最好去城里大医院检查一下。昨天我们科长讲，这次夏令营来的有城里的大医生，我昨天就跑到你们营部去了。"

吴医生打断了她的话，说："你算找对人了，秦老师是医科大学的教授，享受政府津贴的专家，今天就是专门来给小莉看病的。"

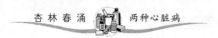

"太感谢了，太感谢了！"陈师傅不停地连连说。

秦老师亲切地注视着小莉，说："小莉，你说说还有哪里不舒服。"

"我妈都说完了。"小莉说，"出院几年了，没有感到哪里不舒服，风湿热也没有复发。就是进了高中后，可能学习太紧张了吧，有时做了重一点儿的活，体育活动剧烈了，就觉得心里有点儿累，也不严重。"

秦老师点了点头，戴上听诊器，将听诊器头伸进小莉的上衣，在前胸的不同部位听了足足有 5 分钟。

"来吧，你们也来轮流听听。"秦老师左手摘下听诊器递给阿米娜，右手仍然把听诊器头固定在小莉胸部。

小分队队员轮流听了一遍，秦老师向大家发问："你们听见有什么异常吗？"

超超说："好像有杂音。"

"是收缩期杂音还是舒张期杂音？"

姗姗说："是舒张期杂音。"

秦老师看着薇薇，说："薇薇，你把杂音给我们形容一下。"

"在第二心音后面，有一点儿粗糙的'呼呼'声，不是很明显，要仔细听才能听见。"薇薇说。

秦老师收好听诊器，说道："你们听得很准确，刚才我的听诊器是放在心尖区，也就是二尖瓣区，用医生的术语说，就是在二尖瓣区可闻及 Ⅰ～Ⅱ 级舒张早期杂音，

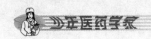

是血液通过变窄了的二尖瓣口时产生了漩涡发出的声音。"

小莉抓住秦老师的手，焦急地问道："秦老师，我真的有心脏病了？"

秦老师抚着小莉的肩，语气十分轻柔，说："小莉，别着急，听我慢慢说。我刚才仔细听了你的心脏，除了在二尖瓣区听见了舒张期杂音外，没有发现其他异常情况。结合你有风湿热的病史，我初步推断你是单纯的二尖瓣狭窄，是风湿性心脏病最常见的瓣膜损害。"

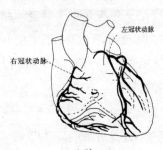

心脏

小莉带着哭声说："我出院后，长效青霉素每月打一针，一直打了两年多，谁知还是得了心脏病。"

吴医生搂着小莉的肩头，轻声安慰道："小莉，你能坚持使用青霉素两年多，很不容易，说明你是个听话的孩子。从秦老师检查的情况看，你的病还轻，是可以治好的。"

秦老师接着安慰道："为了防止风湿热复发和心脏受

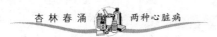

到损害，有的医生主张长效青霉素要连续用 5 年。小莉，你的风湿热没有复发过，说明心脏没有受到反复损害，我刚才的初步检查也证实了这点，你的病很轻，是能够治好的。"

"那我们该怎么医呢？"陈师傅着急地问道。

"今天我只是初步推断，还需要做进一步的检查。这样吧，我们约个时间，我在医科大学给小莉好好检查一下。现在检查心脏的仪器和手段很多，比如心血管造影、超声波、心电图、心导管检查等。请放心，我只选择经济实用的检查手段，不会加重你们的经济负担的。有些检查项目是需要做手术时才会做的。"

"心脏病还要做手术？"陈师傅惊讶地问。

薇薇拉着陈师傅的手说："阿姨，好多心脏病都可以用手术治疗。我妈妈她们医院和医科大学合作，最近做了好几个单纯二尖瓣狭窄的手术，效果非常好。"

秦老师温和地对小莉说："从我现在掌握的情况看，如果给你做单纯的二尖瓣分离手术，效果应该很好，但要做进一步的检查后再定。你不要背思想包袱，完全可以正常地学习和生活，但要注意防止受凉，避免上呼吸道感染，也要防止皮肤破损和感染。如有感染，要及时治疗。"

"秦老师，心脏病传染人吗？"陈师傅担心地问。

秦老师笑了："你担心小莉被传染吗？心脏病不是传

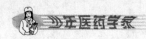

染病，不会传染人的。"

陈师傅嗫嚅道："她爸爸心脏也有病，我、我……"

"妈，那是两回事。"小莉打断了妈妈的话，进屋去拿出一个病历本递给秦老师。

秦老师一边翻看病历，一边轻轻说道："啊，胸部自觉闷胀，做体力活时有心累的感觉，这几张化验单的数据说明血清总胆固醇高，甘油三酯和脂蛋白也高，心电图显示心肌缺血。"

"你爸爸是做什么工作的?"秦老师抬起头来问小莉。

"会计，今天到省上参加微机培训去了。"

秦老师转身对陈师傅说："从病历记载的情况看，小莉的爸爸是冠状动脉粥样硬化性心脏病，简称冠心病，是与小莉的心脏病不同类型的一种常见病。同学们知道冠状动脉在哪里吗?"

苗苗回答道："是覆盖在心脏表面貌似皇冠一样的血管。"

"准确地讲，是动脉血管，是供给心脏所需营养的动脉血管。"秦老师补充道，"冠心病是因冠状动脉硬化、痉挛、栓塞，使管壁增厚，管腔狭窄或堵塞，心脏得不到足够的血液供应，而产生的一系列病变。"

"怎么会得上这些病嘛!"陈师傅不解地嘟哝。

"雪雪，《医学小百科》上讲到了冠心病的危险因素，你还记得吗?"吴医生问雪雪。

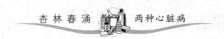

"记得。"雪雪说。

"你给大家讲一下。"吴医生说。

雪雪看了一下秦老师鼓励的目光，说道："冠心病真正的病因还不清楚，有高血压、糖尿病、高血脂和吸烟嗜好的人容易患冠心病，医学上就把这些因素称为危险因素。另外，喜欢吃含高胆固醇、高热量的食品，不喜欢运动，常坐办公室，情绪容易激动，身体肥胖的人，患冠心病的机会也要增加。"

"你看，你那个爸爸，又爱吃肥肉，又吃得多，吃得咸，一天一包烟，还不听劝，坐下就不想动，越来越胖，不得冠心病才怪哩。"陈师傅激动不已，说话的声音越来越急。

"你再激动也一样。"小莉顶了陈师傅一句。

众人哈哈大笑，陈师傅不好意思地低下头，说："这女子，你咒我啊，说话没大没小的。"

吴医生忍住笑，对陈师傅说："听好，今后你们家里，要注意合理地饮食，避免高胆固醇、高脂肪饮食，也就是说，动物内脏、肥肉等尽量少吃或不吃，多吃低胆固醇、高蛋白的食物，比如瘦肉、鸡、鸭、鱼、豆制品等等，不要吃得太咸，少吃甜食，多吃含纤维素的蔬菜。身体太胖了，要控制饮食，应该把烟戒了。"

"还要适当参加一些体育活动。"薇薇补充道。

"对，还要改变好静不好动的习惯，参加一些力所能

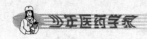

及的体育活动和体力劳动，比如散步，走快步，打太极拳，做家务劳动等。你这里是平房，条件这样好，再种点儿花草什么的，就更好了。"

"还应该吃些什么药呢？"陈师傅又问。

秦老师说："当然要用药，刚才我们的小医生讲了导致冠心病的危险因素，应该针对危险因素用药。胆固醇高，除了注意饮食外，还要吃降低胆固醇的药；有高血压、糖尿病，就要用治疗高血压、糖尿病的药。平时可以经常用一些扩张冠状动脉，增加冠状动脉血流量的药，现在开发了一些中药，如丹参、银杏叶提取物制成的中成药，效果都不错。另外，最好随身带上硝酸甘油或者消心痛药片，万一出现心绞痛，可及时含在舌头下面。这样吧，定好时间，叫她爸爸和小莉一道来医科大学找我，我还要做些检查，再决定用哪些药。"

"太谢谢你了，太谢谢你了。"陈师傅不停地说。

秦老师领着小分队队员绕过平房，来到宿舍楼下，小声说道："刚才我本想再和你们谈一谈心绞痛和心肌梗死，但是，陈师傅太紧张了，我不想再给她增加精神压力，咱们改天再谈吧。"

知识卡

● **风湿热**

风湿热是由溶血性链球菌感染后引起全身性变态反应的一种疾病，主要侵害心脏、关节、神经系统和皮肤，产生炎症，多数病人发病前两周左右有上呼吸道感染的症状。关节炎多发生在膝、踝、肘、腕等大关节，多为游走性关节红、肿、痛、热；心肌炎多为心肌、心内膜、心包膜、心瓣膜受到炎性损害；皮肤损害主要是出现环形红斑和皮下小结；神经系统的损害表现为舞蹈病，特点是四肢或面部无目的的迅速的肌肉运动。

● **心绞痛**

冠状动脉硬化，管腔狭窄，加上暂时性痉挛，产生短暂性心肌缺血缺氧，即引起心绞痛。表现为胸骨后或心前区突发阵发性疼痛，或者有闷胀、窒息或恐惧感，有时放射至左颈、左肩、左臂；发作时间多为1～5分钟，一般不超过15分钟。舌下含硝酸甘油片，可迅速缓解。

● **心肌梗死**

冠状动脉因硬化使管腔高度狭窄或堵塞，或因栓塞、痉挛使管腔完全堵塞，心肌较长时间缺血而发生坏死，就是心肌梗死。表现为突然发生心前区或左胸、上腹部剧烈疼痛，有恐惧感或濒死感，严重的还伴有面色苍白或青紫，心慌，出冷汗，甚至出现休克、心力衰竭或猝死，发作时间可持续几小时至几天，含硝酸甘油片无明显效果。心肌梗死病情危重，病人应绝对卧床，不能起坐走动，并速送附近医院抢救。

11 需要终身服药的病

二楼的主人是一对中年夫妇，他们热情地把秦老师、吴医生和小分队一行让进屋，忙不迭地倒茶，倒水。

秦老师和吴医生急忙阻止，男主人呵呵笑着说："君子之交淡如水。你们一行专程上门为我们看病，谈不上尽地主之谊，水总是要喝的嘛。"

待大家都坐下后，男主人开口了："我姓华，名正，是培训学校的教学管理人员。这是我爱人郑虹，在培训学校负责计算机操作培训。"

秦老师彬彬有礼地欠身道："那我就尊称二位为华老师、郑老师了。"

华老师连连摆手，说："不敢当，不敢当，就叫老华、老郑嘛。"

笑笑附在超超耳边轻声说道："他们的名字加起来念就叫'花正红'。"

声音虽小，可大家都听清了，一阵笑声在屋内响起。

笑笑涨红着脸站起来，低着头说道："华老师、郑老师，对不起，我说错了，我向你们道歉。"

华老师开心地笑道："没关系，没关系，早就臭名远

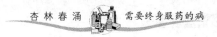

扬了。咱们学校内外，凡是认识我们夫妇的，不论男女老少，都叫我们'花正红'。嘿，就说昨天下午吧，刮风了，楼下的小女孩才4岁，就在下面奶声奶气地叫我们的绰号：'花正红，你们晒的衣服吹掉了！'"

"哈，哈，哈……"又是一阵笑声响起。

华老师含笑看着秦老师，说："秦老师，你可能不记得我们了，但我们认识你，还对你念念不忘呢。"

秦老师愕然，问："这话从何说起？"

华老师说："5年前，你问了一句话，解除了我爱人多年的痛苦。"

秦老师迷惑不解，说："你这样讲，我就更不明白了。"

华老师说："我爱人有个上腹部疼痛的老毛病，一直当成胃病来治，有的医生说是慢性胃炎，有的甚至说是萎缩性胃炎。于是，我们慕名到医科大学附属医院挂了你的专家门诊号。你听了我们的叙述后，只问了一句，牵不牵扯到背心和肩膀痛？我们说牵扯到右边背心和肩胛痛。你马上叫我们去做B超，结果出来了，是慢性胆囊炎、胆结石症，你让转外科做手术。后来在外科把胆囊摘了，胆结石取了，嘿，好了，5年了，再也不痛了。"

郑老师欠身向秦老师合掌致意，说："谢谢，谢谢，我们忘不了你。"

秦老师不住地摆着手，说："不要这样讲，我只不过

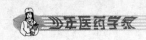

做了一个医生最起码应该做的事情，何况不是我做的手术，应该记在外科的账上。要知道，治好病人，是我们医生最大的乐趣。"

吴医生接过话，对小分队队员们说："同学们，刚才从华老师讲的事情中，我们应该悟出一个做医生的道理。如果病人是因为发烧或者腹痛或者咳嗽去看医生，很多病人和家属并不知道是什么病，而出现这些症状有好多好多种可能性，万一诊断有误，便会差之毫厘，失之千里，不仅贻误治疗，增加病人的痛苦，还可能产生不可挽回的严重后果。这就需要我们当医生的坚持实事求是的科学态度，认真负责地全面了解和分析病人的情况，包括体检和化验，找出真正的病因，做出准确的诊断，才能进行正确的治疗。在今后的活动中，秦老师要加强这方面的辅导，其目的不是要求你们现在就能正确地诊断和治疗病人，而是要帮助你们从小树立起正确的世界观、科学观和实事求是的科学精神，培养医德。"

华老师不住地连连点头，说："都说你们夏令营指导思想明确，办得好，真是名不虚传啊。听说秦老师来了，我原本打算去找秦老师咨询，谁知你们竟主动找上门来了。"

"都一样，都一样，这是我们医生应该做的。"秦老师笑着说，"华老师，说说你的病情吧。"

"我最近血压不太正常。"华老师说。

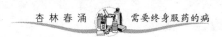

　　秦老师向吴医生示意，吴医生会意地点点头，随即拿出血压计和听诊器，对超超说："超超，你先给华老师测测血压。"

　　超超和华老师在餐桌前面对面地坐下，要来一条毛巾，折好平铺在桌子上，将华老师的右臂放在毛巾上，让华老师伸直肘部，手掌向上，又揭开水银柱血压计的盖，反复看了看，回头对吴医生说："华老师手臂搁放的位置，与他的心脏和血压计搁放的位置正好在同一水平上，对吗？"

　　吴医生点点头。

　　超超把华老师T恤衫的短袖向上捋了捋，将血压计袖带的中部对着华老师的肘窝，平整地将袖带束在上臂，然后用右手食指在袖带和皮肤之间探了探，又回头问吴医生："袖带下缘距肘窝约两厘米，松紧合适，刚刚能放进一个手指，对吧？"

　　吴医生答道："对。如果冬秋天，衣服穿得多，最好脱掉衣袖，袖带不要紧箍手臂为宜。"

　　"华老师，请你放松点儿，我开始测血压了。"超超用左手将听诊器头固定在华老师右肘窝内侧，戴上听诊器，右手握住输气球，用拇指和食指拧紧了气门上的螺旋帽，向袖带内打气，随后又缓缓放气，边放边听。

　　吴医生目不转睛地看着超超反复测量了两次，满意地拍了拍超超的肩头，说："很好。报数据。"

　　超超说："气放到 19.95 千帕，也就 150 毫米汞柱

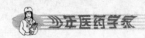

时，我听见了第一声搏动声，这就是华老师的收缩压。气放到 12.64 千帕，也就是 95 毫米汞柱时，搏动声就消失了，这就是华老师的舒张压。"

秦老师复测了一次，起身笑着说："超超的测量方法正确，数据准确。"

苗苗向超超竖起了大拇指。

秦老师接过华老师递过来的茶杯，喝了一口水，问道："你感觉有哪些不舒服？"

华老师说："半年多了吧，有点儿头痛，有时还有点儿厉害，主要是前额痛，还有点儿晕，睡眠和记忆力都差些了。"

"你们家族中还有没有人得高血压病？"秦老师问。

"我父亲就是高血压病，还得过脑溢血。"华老师说。

秦老师叫华老师躺在内室的床上，脱掉 T 恤衫，将自己的左手掌放在华老师的左侧胸部，一边慢慢地由上到下，由外及内移动，一边不停地用右手中指叩击自己的左手中指。最后，又用听诊器听了一会儿。

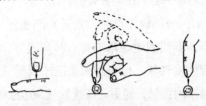

叩诊的正确姿势

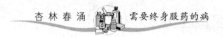

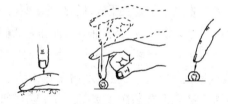

叩诊的不正确姿势

叩诊

大家又一次坐好后，秦老师问道："过去测过血压吗？"

华老师回答："两个月前测了一次。"

"是多少？"

"好像和今天差不多。"

"吃过什么药？"

"什么药也没吃。"

秦老师郑重地说："从今天的检查结果，结合你的病史和家族史，我初步诊断你患上了高血压病。嗨，不要紧张，你的血压也不是很高，叩诊检查心脏还未增大，听诊也没有发现异常，是轻度高血压病。"

一直很少开口的郑老师忍不住问道："秦老师，什么情况才叫高血压呢？"

秦老师回答道："凡是收缩压高于 18.62 千帕，也就是 140 毫米汞柱，舒张压高于 11.97 千帕，也就是 90 毫米汞柱，就是高血压。"

"哎！"郑老师叹了一口气，"老华的父亲死于高血

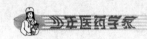

压，现在老华也患上了高血压病，怎么得了?"

秦老师笑了，说:"不必紧张。高血压是我们国家最常见的心血管疾病，最新的普查结果表明，15 岁以上的男性的发病率是 12%，女性的发病率是 10%。你们算算，全国有 1 亿多人有高血压病啊! 有了高血压病并不可怕，关键在于早期诊断，早期治疗，华老师只是轻度高血压病，现在发现也不晚，只要坚持正确的方法治疗，完全可以把血压控制在最佳范围内，把心血管的危险降到最低限度。"

郑老师又紧张了，脱口说道:"哟，还有什么心血管危险啊!"

秦老师尽量把话说得轻柔:"郑老师，别紧张，你要完整地理解我的意思。首先，要把华老师的血压控制在最佳范围内，也就是收缩压不超过 139 毫米汞柱，舒张压低于 83 毫米汞柱。根据他的现状，我相信能办到。至于心血管危险，指的是高血压引起的心、脑、肾损害。高血压加重了心脏的负担，继发高血压性心脏病; 高血压引起脑血管硬化，引起脑血管意外; 高血压损伤肾脏，发生肾功能改变。只要能把血压控制到最佳范围，就能防止心血管的危险，这是一种因果关系。"

郑老师舒了一口气，说:"这正是我们今天要请教的。"

"不要说请教。"秦老师摆了摆手，说:"高血压病既要进行药物治疗，也不能忽视非药物治疗。笑笑，你把《医学小百科》说的非药物治疗给大家讲讲。"

笑笑回答道："首先是精神治疗，要消除紧张的情绪，保持乐观的精神状态，合理安排生活，做到劳逸结合，身心愉快；其次，适当参加力所能及的体育锻炼，避免身体过度发胖；第三，做到合理饮食，特别要注意控制食盐摄入量，千万不要吃得太咸。饮食宜清淡，多吃新鲜水果和蔬菜，少吃动物脂肪和内脏。"

秦老师说："药物治疗也很重要。从华老师目前的情况看，药物治疗的关键是把血压控制在最佳范围。目前，控制血压药物的种类很多，有很多种选择。我认为，应该选用不良反应少，长效方便，能长期耐受，价格适当的药物。"

薇薇问："听妈妈讲，对于高血压用药，医生中有不同意见，是吗？"

秦老师说："是的。有的医生认为，轻度高血压，没有心、肾、脑的损害，经过长时间的治疗，血压已降至正常水平，可以考虑停药。对此我不敢苟同。我主张，一经诊断为高血压病，就要终身服药。据我所知，知道自己有高血压的人仅占高血压病人的 25％，且只有 12.5％的人在接受治疗，而真正控制好血压的高血压病人仅有 3％。要知道，我国可是有 1 亿多高血压病人啊！"

吴老师说："现在医学界大多数人赞成高血压病人要终身服药，把血压经常控制在正常的范围。只有这样，才能有效地保护心、脑、肾。"

"我有信心把你的血压控制在最佳的范围。"秦老师对华老师说，"过一段时间你到医科大学来，照张 X 光胸片，看看心脏大小，再化验一下小便。根据你用药后的血压变化，我再决定下一步的治疗方案。啊，对了，我主张有条件的高血压病人，最好能自备血压计，每天定时测量血压。这对了解血压变化，更好地实施和设想治疗方案，很有好处。"

知识卡

● **高血压轻、中、重度及高血压危象的划分**

天方国——我国古代航海家郑和曾经到过的一个国家，就是现在的阿拉伯半岛。

狮子国——这也是郑和到过的一个地方，就是现在的斯里兰卡。

轻度高血压：收缩压 21.28 千帕（160 毫米汞柱），舒张压 12.64～13.97 千帕（90～105 毫米汞柱）。

中度高血压：收缩压 23.94 千帕（180 毫米汞柱），舒张压 13.97～15.30 千帕（105～115 毫米汞柱）。

重度高血压：收缩压大于 23.94 千帕（180 毫米汞柱），舒张压大于 19.95 千帕（150 毫米汞柱）。

高血压危象：收缩压大于 30.59 千帕（230 毫米汞柱），舒张压大于 15.96 千帕（120 毫米汞柱）。

● **高血压病分期**

Ⅰ期高血压：指没有心、肾、脑器官的损害。

Ⅱ期高血压：有心、肾、脑器官的损害（左心室肥大，心肌损害，小便有蛋白尿，眼底有异常等）。

Ⅲ期高血压：有心功能不全、尿毒症、卒中等。

⑫　咳嗽种种

　　总辅导员张继梁老师抬起手腕，看了看表，对围坐在他身旁的直属小分队队员们说："同学们，剧本的分析我就讲到这里，下面请吴梅医生辅导大家排练，我现在去把灯光和幻灯的事情安排好，争取明天合练，尽快演出，好不好？"

　　"好！"队员们齐声答道。

　　"再叮嘱一句，各人的台词要背熟啊。"张老师笑着站起身，轻轻拧了一下苗苗的耳朵，说，"苗苗，你的声音还要放大，勇敢些。我相信你们能演出成功的。"

　　"你就是秦老师吗？"张老师在门口被一个头发花白的老汉拦住了。

　　"你找哪位秦老师？"张老师客气地问。

　　"就是医科大学的秦教授。"

　　"喏，你看，右边那位戴眼镜的老师就是秦教授。"

　　正在和刘老师一起看同学自编节目草稿的秦老师站起来，问道："您找我？"

　　老汉停住步，咳嗽了几声，搓着双手说："我姓王，是这里学校的花木工人，想请您给看看病。嗨，不巧，

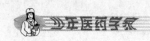

你们正忙着呢，改天吧。"

见老汉转身欲走，秦老师上前拉住他，热情地说："王师傅，来了就别走。我们的事可以先放放，我马上给你看病。"

"那，太谢谢了，太谢谢了。"

"谢什么，医生的本职就是看病嘛。"秦老师让王师傅坐下，转身对笑笑说，"你帮我把听诊器拿来。"

笑笑从身旁的药箱中取出听诊器，交给秦老师。秦老师对大家说："我们临时改变一下计划，先给王师傅看病，然后排练节目。这次看病我不包办了，要把你们推上第一线，我当导演，你们充分表演吧。王师傅，我让我的小徒弟们先给你看病，让他们练练手艺，我最后再给你看，好吗？"

王师傅是个河南人，微笑着用河南话说："中！中！"

秦老师转向小分队队员，问："昨天我叫你们看看《医学小百科》中的《常见症状》篇，都看了吗？"

"看了。"大家齐声回答。

"王师傅是因为咳嗽来看病的，今天我们为王师傅看完病后，就围绕着咳嗽议一议吧。现在询问病史，谁先来？"秦老师问。

要"真刀真枪"地干，不少队员心里发虚。秦老师见苗苗往薇薇身后躲，一把抓住她，将她拽到王师傅面前坐下，说："我知道苗苗能胜任，你就打个头阵吧。"

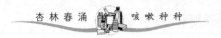

　　苗苗是个性格内向的女孩儿，她红着脸，低眉望着吴医生投过来鼓励的目光，拢了拢头发，镇定住情绪，鼓起勇气，开始发问："王师傅，你哪里不舒服？"

　　"咳嗽，咳了快5天了。"

　　"过去咳不咳？"

　　"咳，老毛病了，咳了十几年了。"

　　"什么时候咳得厉害呢？"

　　"冬天咳得厉害，受了凉也咳得厉害。这不，前几天受了凉，就又咳起来了。"

　　"咳嗽有没有痰？"

　　"有，吐白泡泡痰，今天的痰有点儿浓。"

　　"还有哪些不舒服？"

　　"有点儿气紧，这两年干活有点儿怕累了。"

　　苗苗站起身，从药箱中取出体温表，为王师傅测体温。

　　"腋下37.9℃，有点儿低烧。"苗苗轻声对秦老师说。

　　吴医生把听诊器交给苗苗。苗苗接过听诊器，咬了咬嘴唇，大着胆儿柔声请王师傅把衣服解开。然后，她在王师傅的前胸、后背和腋下认真听了一遍。

　　"听见什么没有？"见苗苗取下听诊器，秦老师关切地问道。

　　苗苗柔声答道："肺上有干性罗音，前胸的声音像鼾声，后背声音有点儿像射箭时发出的'嗖嗖'声。"

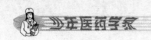

"呼吸音有没有改变?"秦老师又问。

"没有听出来。"苗苗轻轻摇了摇头。

秦老师接过听诊器听了一遍,还叫王师傅咳嗽几声,接着又听。听完后,他又仔细端详了王师傅的胸部,接着又在胸部前后叩了一遍。

"王师傅的肺部是有干罗音,苗苗的描述是正确的。呼吸音减弱,你们现在分辨不出来。"秦老师说着,又把听诊器头放在后背下部,"苗苗,再来听听。王师傅,请你咳一下。"

苗苗听了一阵,惊喜地说道:"秦老师,我听见了,湿性罗音,是水泡音。"

秦老师满意地笑了,抚着苗苗的头,说:"我说苗苗行嘛。好,其他同学也来听听。"

大家轮流听了一遍,不约而同地看着秦老师。

"怎么,都看着我,想听我的。不,现在我要听你们说。王师傅慢性长期反复咳嗽,吐白色泡沫痰,寒冷或受凉时加重。请问:王师傅生的什么病?"

薇薇推推苗苗,鼓励道:"你说,勇敢点儿。"

"慢性支气管炎,对吗?"苗苗低眉看着秦老师说。

"现在有点儿发烧,痰变浓了,可闻及湿性罗音,为什么?"秦老师问。

"受凉后继发感染。"苗苗的声音变大了。

秦老师又转向王师傅:"王师傅,我完全同意小医生

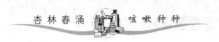

的诊断，你看我的这些小徒弟如何?"

王师傅"嘿嘿"笑着，赞道："不简单! 不简单!"

秦老师总结道："正常人的胸部是左右径大于前后径，略呈扁平，王师傅胸部的前后径已经增大，有轻度桶状胸的征象，叩诊是高清音，呼吸音减弱，自觉心累，这就是肺气肿，是长期咳嗽造成的。"

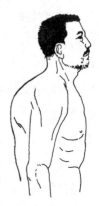

桶状胸

薇薇担心地问道："那就是得肺源性心脏病了?"

"我暂时不下这个诊断，但必须防止向肺心病演变。"秦老师摆摆手，俯身对苗苗说，"苗苗医生，说说你的治疗原则吧。"

"抗感染和对症治疗。"苗苗说。

"对，那我就代你开处方罗!"秦老师调侃地说。他从提包内拿出处方笺和笔，一边写一边说："抗感染，肌肉注射青霉素，一天两次，一次 80 万单位，先做皮试。止咳化痰用复方甘草合剂，再加鲜竹沥口服液，配点儿维生素 C。行了，我用药不搞大包围。王师傅，友谊医院是你们的邻居，我是他们的顾问，你就用我的处方去取药打针吧。我开了 3 天药，3 天后给你复诊。"

王师傅站起来，激动地说："太感谢秦老师了，太感

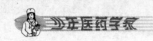

谢秦老师了!"

秦老师扶着王师傅坐下,说:"王师傅,请再稍坐几分钟,我还要请小医生给你讲讲注意事项。苗苗,你继续讲。"

"今后你要注意保暖,避免受凉。不要吸烟,避免吃刺激性的东西,适当注意营养,增加身体的抵抗力。平时看看中医,吃点儿中药调理。"苗苗说。

薇薇扶着王师傅站起来,补充道:"王师傅,我建议你过些时间去医科大学再找秦老师看看,照个 X 光片,检查一下心脏……"

王师傅走了,秦老师说:"王师傅走了,我们再讨论一下咳嗽病吧。苗苗,你今天继续唱主角,给我们谈谈咳嗽是怎样发生的。"

苗苗翻开《医学小百科》,说:"咳嗽是大脑延髓的咳嗽中枢受到刺激引起的一种保护性反射动作。人体利用咳嗽的反射动作,把呼吸道的异物或过多的分泌物随着气流排出体外。有人做过试验,咳嗽时瞬间的气流速度接近音速,可以说咳嗽是呼吸道的清道夫。"

"对,要一分为二地看咳嗽。"秦老师打断了苗苗的话,"因此,对咳嗽病人,不应该滥用止咳药而妨碍痰液和异物的排出,应当找准引起咳嗽的原因,中医叫治本。中医还有一句话:'见风休止咳,见血莫止血,明白个中趣,方是医中杰。'当然,如果剧烈咳嗽给病人带来很大

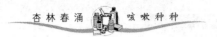

的痛苦和不好的后果，就应该用止咳药了。苗苗，哪些常见的疾病要引起咳嗽？"

苗苗翻着书，继续说道："一是呼吸系统疾病，如上呼吸道感染、支气管炎、肺炎、哮喘等；二是循环系统疾病，如心力衰竭引起的肺水肿；三是传染病和寄生虫病，如百日咳、白喉、肺结核、肺吸虫病等；四是肿瘤，如支气管癌、肺癌等。"

秦老师接着说："苗苗讲得简明扼要，条理清晰。那么，怎样通过分析咳嗽去区分病人究竟得的什么病，是一个医生的基本功。请大家翻开带来的书，书上概括了5种区分的方法。哪5种方法？苗苗休息一下，其他人回答。按举手的先后发言，每人讲一种。笑笑，你第一个举手，说吧。"

笑笑站起来，说："第一是根据起病的情况来区别。急性咳嗽多是上呼吸道感染、大叶性肺炎等急性病，慢性咳嗽常见于慢性支气管炎、肺结核等。"

"比比波。"秦老师点将。

"第二是根据咳嗽的性质和节律区分。咳嗽嘶哑常见于急性咽喉炎，轻微短促的咳嗽多见于肺结核初期；发作时咳声不绝，持续10～20次，阵咳的最后因吸气而产生特殊的高音声调，像雄鸡啼叫的尾声一样，是百日咳的特征。"

"涛涛。"秦老师继续点将。

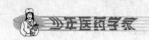

"第三是根据咳嗽出现的时间来区分。早晨咳嗽加剧，常见于支气管扩张；发生在夜间的单声咳嗽，多见于肺结核。"

"雪雪。"秦老师再一次点将。

"第四是根据痰的情况来区分。当身体的位置发生改变时咳出大量的脓痰，常见于肺脓肿，支气管扩张；咳铁锈色痰，大多是大叶性肺炎；泡沫性痰，常见于慢性支气管炎、支气管哮喘；咳粉红色痰，常见于心力衰竭引起的肺水肿。"

"阿米娜，这下该你了。"秦老师最后一次点将。

"第五是根据伴发的其他症状来区分。咳嗽伴发烧，高烧常见于肺炎，低烧常见于肺结核；咳嗽伴咯血，痰中带血，常见于急性支气管炎、肺结核；大量咯血，常见于支气管扩张、晚期肺结核；咳嗽伴呼吸困难，常见于哮喘、心力衰竭；咳嗽伴呕吐，常见于百日咳、慢性咽炎；咳嗽伴急剧消瘦，常见于肺癌。"

秦老师十分满意大家的回答，说："同学们，要对咳嗽病人做出准确的诊断，还必须进行全面体检，必要的实验室检查，以及 X 光等设备和相关仪器帮助。你们能掌握以上基本知识，对某些症状的诊断说出大致的方向，已经是难能可贵了。"

知识卡

● **肺气肿**

　　各种原因引起的肺部细支气管、肺泡管、肺泡囊和肺泡过度充气膨胀而引起肺组织弹性减弱，容积增大的疾病。患者一般有长期咳嗽的病史，检查时有桶状胸，胸廓呼吸运动减弱，叩诊呈高清音，肝浊音界下降，呼吸音低，胸部 X 光检查肺透明度增加。

● **肺源性心脏病**

　　此处所指慢性肺源性心脏病，是由于慢性肺部疾病以及胸廓畸形使肺循环阻力增加，导致肺动脉高压，右心室扩大发展为右心功能不全。病人除有肺气肿体征外，还有右心衰竭的症状，如紫绀（嘴唇青紫）明显，颈静脉怒张，肝大有压痛，静脉压增高，循环时间延长，右心扩大，全身水肿。严重者还可能出现肺型脑病，出现头痛、嗜睡、烦躁、惊厥和昏迷等症状。

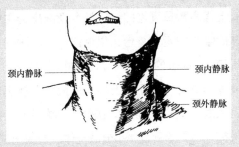

颈内静脉　　　　　　　　　　　颈内静脉

颈外静脉

颈静脉怒张

13 人菌大战（一）

夏令营第一次文娱活动在培训学校小礼堂举行。吃过晚饭，各分队队员便纷纷走进小礼堂，按照划定的区域坐下。

"五分队，来一个。"

"三分队，来一个。"

"唱得好，唱得妙，再来一个要不要?"

热情洋溢的歌声，尽情喊叫的拉拉队的吼声，仿佛要把小礼堂翻个个儿。演出还未开始，吸引了不少学校职工和家属，不大的小礼堂，被坐了个"人满为患"。

在开幕式上代表营员宣誓的红红是今晚演出的主持人，她在热烈的掌声中走上舞台，用令营员们叹服的普通话清脆地说道："尊敬的各位来宾，老师们，同学们!小医生科普夏令营文艺演出正式开始。今天晚上演出的节目是《人菌大战》。编剧张继梁，医学顾问秦传学、刘文华，导演吴梅，由夏令营直属小分队全体队员演出。"

掌声过后，灯光转暗，暗绿色的灯光，给舞台罩上一层阴森的气氛。

比比波戴着王冠，身穿黑色长袍，右手擎着一条蛇，左手托着画有骷髅标记的方盒，迈着方步走上舞台。

"我是微生物王国的前任国王，为什么是前任呢？"比比波用沙哑的嗓音咬牙切齿地说着，把前任国王仇恨的心态表现得惟妙惟肖，"我仇恨绝大多数臣民违背我的旨意，长期与人类和其他生物合作，帮助他们，让他们生活得越来越舒心。我的这些叛臣逆子竟然帮助人类酿出了酒、醋，制造了好吃的食品，这不是明目张胆地造反吗？正当我要对这些叛逆们开刀的时候，他们竟敢先下手为强，把我赶下台，拥戴一直与我唱反调的兄弟坐上了国王的宝座。是可忍，孰不可忍？好在我留了一手，把这个藏着致病微生物的潘多拉魔盒偷出了王宫。嘿嘿，现在我要你们知道我的厉害啦。"

比比波扮演的前任国王围着舞台快步跑了一圈，发出阵阵"哈哈哈"的狂笑声，把魔盒盖揭开，顿时白色的烟雾在舞台上弥漫开来。

"孩儿们，出来吧！"前任国王狂叫着。

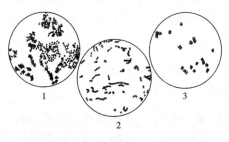

球菌

1. 葡萄球菌　2. 链球菌　3. 八叠球菌

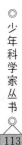

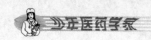

薇薇等8人戴着画有不同符号的面具，举着黑旗跑上舞台，黑旗上分别写着细菌、病毒、螺旋体、衣原体、支原体、立克次氏体、真菌、放线菌。他们围着前任国王跳着，叫着。

"孩儿们，你们都是我最忠实的臣民。我永远是你们的国王。"前任国王一手举着蛇，一手举着魔盒，不停地喊叫着。

"国王万岁！"病原体八大魔头发出一阵怪叫声。

"可恶的叛逆者竟敢谋反，篡夺了我的王位，犯下了不可饶恕的罪行。你们说，怎么办？"

"打败他们，夺回王位！"一阵黑旗乱舞。

前任国王叹了一口气："唉，他们是绝大多数，我们寡不敌众啊！"

"难道就罢了不成！""病毒"带头狂呼。

前任国王阴险地干笑了几声："嘿嘿，君子报仇，千年不晚。我现在最恨的是人类，我要向人类报仇。我命令你们，向人类发起猛烈的进攻，让瘟疫在全世界流行，杀死人类，消灭人类！不仅夺回王位，我们还要称霸世界，占领宇宙，我要做环宇混世魔王！"

"混世魔王万岁！"又是一阵狂呼乱叫。

灯光渐暗，烟雾渐起，黑旗卷着烟雾下场。

旁白："穷凶极恶的杀手们，隐身术高超，人类看不见，摸不着。他们向人类发起一场不宣而战的进攻，不

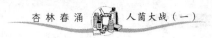

知不觉间，杀害了防不胜防的亿万民众，将人间搅得天昏地暗。"

舞台旁的投影屏幕上出现了中世纪的坟场。

笑笑戴着面具，举着上写"鼠疫杆菌"的黑旗，不停地舞动着。

旁白："欧洲人对 14 世纪那场来到人间的黑死病瘟疫记忆犹新。不断有人畏寒发烧，恶心呕吐，头痛欲裂，四肢剧痛，皮肤黏膜出血，言语不清，步态蹒跚，舌头焦黑而一命呜呼。瘟疫波及家人，波及邻里，一家死绝、一村死绝的惨状随处可见。在这场瘟疫中，欧洲死亡人数达数千万之多！同期中国也未能幸免，被黑死病杀死了 1 300 多万人。公元 1500～1730 年，黑死病一次次在全世界蔓延，制造了 45 次大瘟疫，死亡的人不计其数。黑死病后来被人称为鼠疫。"

超超举着上写"黄热病病毒"的黑旗跑上舞台。投影屏上现出头戴船形帽、手持毛瑟枪的法国士兵乘坐在战舰上，向海岛驶去。

旁白："显赫一世的拿破仑派遣了 25 000 名法国士兵，扬帆远征西印度的卡依德岛。正巧岛上流行黄热病，号称战无不胜的拿破仑军队，在瘟疫面前不堪一击，23 000 多名士兵被黄热病杀死，只剩下 1 000 多名残兵败将逃离了这个死亡之岛。"

涛涛挥舞着写有"流感病毒"的黑旗，在舞台上从东到西，又从西到东。投影屏上，无数起伏的坟堆和橡树十字架围绕着欧洲的古堡，鳞次栉比的楼房下，街道上，杳无人迹。

旁白："1828年，流行性感冒席卷全球，在短短的3个半月里，上千万人被夺去了生命。1918年，穷凶极恶的流感病毒再次横扫欧亚大陆、美洲和全世界，使饱受第一次世界大战之苦的欧美人民雪上加霜，全世界1/5的人屈服于它的淫威之下，2 000万～4 000万人死于隐形杀手的屠刀之中。以后，每隔10～20年，这帮隐形杀手就要向人类发起一场疯狂的袭击。"

雪雪举着"狂犬病毒"的黑旗走到舞台上，幕后传出阵阵犬吠声。投影屏上，张牙舞爪的疯狗正在向人群扑去。

旁白："疯狗见人就咬，咬一口事小，传染上狂犬病可不得了。病人表现出极度恐怖的表情，怕水、怕风、怕光、怕声，见到水或听到水字，便会引发咽喉肌肉痉挛，几天后就会死去，死亡率几乎100%。"

阿米娜举着"天花病毒"的黑旗，向舞台下的观众挥动。投影屏上，一群小儿躺在病床上挣扎，幕后传来一声声小儿啼哭声。

旁白："天花杀手，使人高热、头痛、呕吐直至死亡。侥幸逃生者，也要在你脸上留下终身标记——难看的麻子。17～18世纪，天花大流行，1.5亿人死于

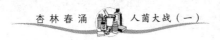

非命。"

　　薇薇、姗姗、苗苗也戴着面具，举着"麻风杆菌""霍乱弧菌""痢疾杆菌"的黑旗，从舞台上走过。

　　旁白："麻风病把如花似玉的少女和风流倜傥的少男折磨得丑陋不堪，肢体残缺。霍乱弧菌使人严重吐泻，导致水分和电解质平衡失调，致人死亡。痢疾杆菌使人排脓血便，每天可多达数十次，严重的甚至出现中毒症状而死亡。19～20世纪中叶是一个霍乱的世纪，霍乱弧菌这个魔头在全世界乱跑，跑到哪里，哪里的人群就倒下一大片，死亡率高达50％～70％。"

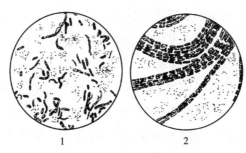

杆形细菌

1. 杆菌　2. 连接成链状的杆菌

　　薇薇等人退回后台，换了面具，轮流挥动着"白喉杆菌""乙型脑炎病毒""肝炎病毒""麻疹病毒""伤寒杆菌""溶血性链球菌（猩红热）""炭疽杆菌""脊髓灰质炎病毒""结核杆菌""百日咳杆菌"等黑旗在舞台上

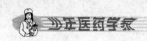

轮番舞动，群魔乱舞，黑旗与白色的烟雾在舞台上翻滚。

旁白："千百年来，这些杀人不眨眼的恶魔来无影，去无踪，谁也没有见过这些隐形杀手，人类遭受了一次又一次的杀戮和浩劫。谁是凶手？谁在向人类发动一场又一场不宣而战的战争？不少志士仁人为此不懈地思索、寻找。"

投影屏上显示：1707 年。

超超戴着假发上场，说："我是瑞典生物学家林奈。我认为，传染病是由某种疥癣虫引起的，很多医生都同意我的观点，我又怎样向他们证实呢？"

投影屏上的字幕变为 1720 年。

涛涛戴着假发上场了，说："我是英国医生玛尔当。我认为，结核病是由微小动物引起的。"

苗苗跟在涛涛后面登场了，说："我是法国医生葛丰。我认为，鼠疫是由致病的小生物引起的。"

笑笑贴着两撇上翘的小胡子，左手叉在腰间，右手不停地比划着走上场，说："我是哲学家罗比内。我认为，这个，嗯、嗯，在天花毒液中和鼠疫病人的腹股沟中，有大量的带翅膀的小虫，就像这个、这个某种长翅膀的蚂蚁。"

比比波拄着拐杖走上场，说："我是学者亨勒。我可以断言，传染病是由一些具有极大繁殖力的最低级生命引起的。"

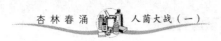

阿米娜上场，向他们鞠了一躬："尊敬的先生们，你们谁亲眼见到过，谁又能证实呢？"

众人不约而同地耸耸肩，摇着头，摊开了双手。

阿米娜面向着台下的观众，手臂伸向天空，呼叫道："有谁见过，谁能证实，谁能发现这些隐形杀手？"

灯光转暗，众人下场。台上只剩下阿米娜，依然手臂向上，眼望苍穹。

超超戴着大胡子跑上场，张开手臂，仰着头，兴奋地叫喊："我看见了，我看见了。"

阿米娜走上前拉住他："请问先生，你是谁？"

"咦，你不认识我，我是伽利略呀！"

阿米娜兴奋地抓住"伽利略"的手，说："原来你就是大名鼎鼎的伽利略先生。请问伽利略先生，你看见什么了，能告诉我吗？"

"伽利略"举起手中的显微镜，兴奋地说："这是我研制的显微镜，我看见昆虫的复眼了。用这镜子看苍蝇，苍蝇就像母鸡一样大。"

阿米娜好奇地从"伽利略"手中拿过显微镜，反复地端详。

"伽利略"拍了拍阿米娜的肩头，说道："年轻人，送给你了，接着我的事业干吧。"

涛涛戴着卷曲的假发上场了，手中拿着一个更高档的显微镜。

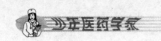

阿米娜追上去，问道："先生，我怎么不认识你？"

"哈哈，你当然不认识我。我是荷兰人列文虎克，生于1632年，自幼家境贫寒，当过学徒，也当过守门人。我最喜欢磨制玻璃透镜。喏，你看，我改进了伽利略的显微镜，我这个显微镜可放大270倍了。"

阿米娜惊喜地捧着"列文虎克"的显微镜，说："嘿，真不了起，列文虎克先生，你有什么新发现吗？"

"列文虎克"笑道："当然有不少新发现了。1675年，我发现了原生动物。1677年，我发现了人和狗的精子，证实了精子对胚胎发育的重要性。1683年，我发现了水中有肉眼看不见的微小生物，咦，这些微小生物能繁殖。"

阿米娜搔着头皮："这些微小生物是干什么的呢？"

笑笑也戴着假发上场了，他拍拍阿米娜，说："小姐，我来告诉你吧！"

阿米娜诧异地问："你又是谁呢？"

"我是法国医生达韦纳。1850年，我在研究动物炭疽病时，发现病畜的血液中有一种奇怪的'纤毛虫'。我怀疑这种'纤毛虫'就是引起炭疽病的元凶。我将病血稀释在水中，然后注射在豚鼠身上，豚鼠也患上炭疽病。我认为，就是这个'纤毛虫'引起了炭疽病。"

阿米娜惊喜地抓住"达韦纳"的手，说："达韦纳先生，你抓住人类的隐形杀手了？"

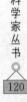

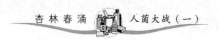

"达韦纳"用手向后台一指，说："真正抓住隐形杀手的，应该是德国医生科赫。你瞧，他来了。"

比比波挂着大胡子上台了，阿米娜热情地同他握手，说："尊敬的科赫先生，你是怎样抓住炭疽杀手的呢？"

"科赫"哈哈一笑，说："小姐，我可不敢贪天之功为己有啊。我只不过是在达韦纳先生研究成果的基础上，改进了试验方法，发明了固体培养、悬滴培养和小白鼠试验，进一步证实了达韦纳先生发现的'纤毛虫'就是牲畜炭疽病的罪魁祸首。我的朋友塞梯纳给它取了个名字叫细菌，后来人们就叫它炭疽杆菌了。"

阿米娜羡慕地说："科赫先生，你真了不起，听说你还荣获了1905年诺贝尔生理学与医学奖呢。"

"科赫"谦逊地说："那是因为我在德国卫生部工作，利用了卫生部较好的试验条件，在1882年发现了引起结核病的罪魁祸首——结核杆菌。"

阿米娜眯着眼，说："对了，想起来了，我看过一本书，书上说你还抓住了鼠疫、麻风、痢疾、疟疾、破伤风等一系列细菌和原虫类等隐形杀手哟。"

"科赫"乐了，说："小姐，那是我和很多同事和朋友们共同完成的，可不能算成我个人的功劳啊！"

旁白："通过无数科学家的不懈努力，向人类发起猖狂进攻的致病性细菌，一个个逐渐暴露在光天化日之下了。可是，还有一大类致病微生物，它们引起了天花、狂犬病、脑炎、流感、肝炎、麻疹、脊髓灰质炎等等疾病，人们虽然寻觅到了蛛丝马迹，但在显微镜下仍然难觅踪影。直到 20 世纪 20 年代，科学家在用细菌过滤器过滤了细菌后的液体中，发现一种极微小的生物，这种极微小的生物能将培养基中的细菌吃掉，显示出亮晶晶的噬菌斑。科学家们将这种极微小的生物称为滤过性病毒，后来简称为病毒。直到放大万倍以上的电子显微镜发明以后，人们才窥视到这些十恶不赦的病毒杀手的真面目。"

知识卡

● **病原微生物**

微生物是指个体微小，只能借助显微镜或电子显微镜才能识别的生物。微生物种类繁多，分布广泛，其中绝大多数对人类无害，甚至有益。引起人类疾病的微生物只占少数，被称为病原微生物，包括细菌、病毒、衣原体、支原体、立克次氏体、放线菌、真菌、螺旋体等8大类。其中，与人类致病关系最密切，引起疾病的种类最多，最常见的是细菌和病毒。

● **病毒**

一种无细胞结构的微生物。有的病毒由一个核酸分子外裹着蛋白质、多糖、脂肪和无机盐等表面抗原构成，有的病毒则只有一个赤裸裸的核酸分子。病毒不能在人工合成的培养基上生长繁殖，必须寄生在活体细胞内，以核酸复制方式繁衍后代。病毒引起的疾病很多，也很复杂。有证据表明，病毒与某些肿瘤的发生有关联。

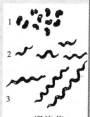

螺旋菌

1. 弧菌　2. 螺菌
3. 螺旋体

14 人菌大战（二）

幕间休息后，观众们回到了小礼堂，兴趣盎然地继续观看演出。

幕布徐徐拉开，舞台上弥漫着阵阵烟雾，几面微生物王国的黑旗在烟雾中时隐时现。

旁白："面对隐性杀手们的猖狂进攻，人类给予了坚决的反击，在实践中不断地总结、探索，取得了一个又一个伟大的胜利。"

投影屏上显示出粗体黑字"1545 年"，背景是一片汪洋。

旁白："一场洪水袭击了湖北蕲州一带。洪水过后，瘟疫流行，死者无数，哀鸿遍野。"

超超挂着长须，身着长衫，背着药葫芦，在舞台上急步快走。

薇薇跑上台拉住他，着急地问："老先生，你要到哪里去？"

"回老家，蕲州。"

薇薇把他拉得更紧了："不行，那里的瘟疫厉害着呢！"

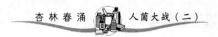

"老者"顿着脚，极力想挣脱，说："正因为那里瘟疫厉害，我才急着赶回去帮乡亲们祛除瘟疫呢！"

为了急于摆脱薇薇，"老者"从怀中掏出一本书，说："你看吧，这是我几十年经验的概括，将病人的衣服用蒸笼蒸过，则一家不会再染瘟疫；室内烧苍术，用烟熏，可以祛瘟疫；用草药烧汤洗澡，将麻子仁、赤小豆放入井中，都可以祛瘟疫。喏，你看，我这里记载着130多种祛瘟疫的药呢。"

薇薇拍着手，道："我知道你是谁了。"

"老者"惊诧地问："你认识我？"

薇薇说："你是李时珍医生。快走吧，乡亲们正盼着你呢。"

"李时珍"匆匆地走了，薇薇不停地向他走去的方向挥着手。

旁白："李时珍采取煮沸消毒，沐浴除瘟，内服防病等措施，扑灭了家乡的瘟疫。看，又一位哲人来了。"

涛涛戴着假发走上舞台，在薇薇的后背拍了一下，说："小姐，你站在这里已经很久很久了吧。"

投影屏显示：1857 年。

薇薇转身端详着来人：

"我好像不认识你。"

"我是法国人巴斯德。"

"啊，原来你就是巴斯德先生！我知道，你是伟大的

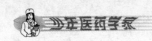

化学家和微生物学家，大家都尊称你是近代微生物学的奠基人呢。"

"巴斯德"摆摆手，说："过奖了，我只不过是在前人已经取得成绩的基础上有了一些新的发现而已，真正伟大的是前人和后来者啊。"

薇薇拉着"巴斯德"的手，说："巴斯德先生，现在大家都在使用你发明的巴氏消毒法，你能给我讲讲吗？"

"其实很简单，就是加热至62℃，经过30分钟就行了。"

薇薇继续问道："所有的微生物都杀死了？"

"巴斯德"笑了："可以杀死不耐高温的微生物，我最早只用来消毒牛奶、啤酒和酿酒原料。"

薇薇打断了"巴斯德"的话，说："我听说，你的巴氏消毒法已经广泛应用到手术器械、医生和病员衣物的消毒上了。"

"巴斯德"说："巴氏消毒法杀死一般的致病微生物还可以，对付一些有芽孢的细菌就不行了。"

薇薇问："听说你还制定了一整套防治产褥热的措施，被印成小册子广为流传。"

"巴斯德"叹了一口气，说："唉，为这件事还引发了一场官司呢！"

薇薇吃惊地说道："还有这种事？"

"巴斯德"接着说："有个医生不以为然，照样用脏

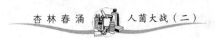

手去接生，产妇被产褥热夺去了生命。产妇的丈夫怒不可遏，开枪打死了这个医生，然后，拿着我的小册子去指控那个医生是杀人凶手，是因为固执己见而犯了杀人罪。所以，我常说，我们今天得来的经验和取得的成绩，是用无数生命和鲜血换来的。"

旁白："人们在了解了微生物的特性后，从发明碘酒、高锰酸钾、酒精、含氯石灰等早期消毒剂开始，逐步建立起完整的消毒灭菌体系和相关规章制度，为打败隐形杀手的进攻做出了重要贡献。与此同时，人们凭自身的智慧和坚忍不拔的精神，努力探索着更加有效的措施和手段。"

笑笑举着"天花病毒"的黑旗，围着舞台转了一圈。

超超换上了白色长须和道袍，手持拂尘上场了。

薇薇上前挡住了他，说："此乃大宋京城开封府，旁边是神宗皇帝驾下丞相王旦的府第。你这样闯来闯去，不怕治你的罪么？"

"白须道士"向薇薇打了个稽首，说："贫道正是王丞相王大人请来的客人。"

薇薇撇了撇嘴："你这身打扮居然是王丞相府中的客人！"

"小姐休要以衣冠取人，贫道乃是峨眉山人，是王丞相派专人到西蜀峨眉请贫道来京师，为公子王素治病的。"

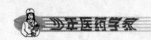

薇薇连连拱手，说："原来是仙长驾到，小女子肉眼凡胎，失敬，失敬。请问仙长，王素公子身患何病，竟有劳仙长千里迢迢莅临京师？"

"峨眉山人"笑道："丞相恐怕爱子染上天花夭折，知贫道善种痘之术，特请贫道上京为公子种痘。"

"种了痘，就不会患天花了？"

"凡经贫道种痘之人，无一患天花者。"

旁白："这个传说应该是世界上最早施行种痘的故事了。毋庸讳言，我国是世界上最早开始种痘的国家。明朝中叶，也就是从16世纪开始，种痘预防天花已相当普遍，并先后传到俄国、日本、阿拉伯等许多国家，1717年前后传到英国。"

投影屏显示：1796年，英国。画面上是一些妇女正在挤牛奶。

比比波戴着假发上场了。他蹲在地上，注视着前方。

薇薇走过去招呼："琴纳医生，你好！"

"琴纳"惊讶地站起来："小姐，你认识我？"

"你最近天天都来这里看挤奶，大家都知道你是乡村医生琴纳。"

"琴纳"反问道："小姐好像是中国人吧？"

薇薇笑了："先生好眼力，我来自中国。"

"琴纳"继续说："中国了不起，200多年前就知道用种痘的方法预防天花。不过，你们用的是'人痘法'，

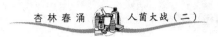

将天花病人的痘痂放进健康人的鼻腔中，或让健康人穿一下天花病人的衣服。这样种痘，虽然能有效地预防天花，但很危险，弄不好会真的患上天花。"

薇薇纳闷地问："先生的意思是……"

"琴纳"兴奋起来，说："我观察很久了，这些长年挤牛奶的女工很少有人患天花，但是她们会长一种叫牛痘的疱疹。如果给健康人种上牛痘的浆液能预防天花的话，岂不是既安全又方便吗？"

"先生试过吗？"

"琴纳"坚决地说："我决心进行这个试验。"

薇薇激动地握住"琴纳"的手，说："琴纳先生，我祝你成功。"

旁白："琴纳终于成功了。1796 年，他接种牛痘成功，并写下了《接种牛痘的原因和效果的调查》。琴纳的牛痘逐渐在英国和全世界普遍推广，被列为三大烈性传染病之一的天花遭到了毁灭性打击。20 世纪中叶以后，天花病人已在全世界绝迹。1979 年 10 月 26 日，世界卫生组织在肯尼亚首都内罗毕宣布，曾经给人类带来灾难的天花，被消灭了。"

投影屏显示：1885 年。

涛涛又扮着"巴斯德"走上了舞台："小姐，还记得我吗？"

薇薇惊喜地与"巴斯德"握手，说："巴斯德先生，

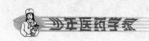

当然记得，我刚才还在向你请教呢。"

"巴斯德"将写着"狂犬病疫苗"的大玻璃瓶交给薇薇，说："我给你送礼物来了。"

薇薇激动不已，欢呼道："预防狂犬病，太好了！"

"巴斯德"笑着说："告诉你一个好消息，我用它治好了一个被狂犬咬伤了 14 处的小孩。前不久，从俄罗斯的斯摩棱斯克送来了 19 位被狂犬咬伤的病人，我用它救治了 16 人。俄国沙皇除了授予我一枚圣安娜钻石十字勋章外，现正出资为我修建'巴斯德研究院实验室'呢。"

投影屏显示：1895 年

姗姗和雪雪戴着假发跑上台："我们也送礼物来了。"

薇薇看着他们："你们是……"

"啊，对了，我们都是法国的细菌学家，我叫卡尔美，他叫介林，我们 2 人合作用减毒的牛结核杆菌制成了预防结核病的疫苗。嘿嘿，不好意思，大家就借用我们的名字叫它卡介苗啦。"

薇薇激动地张开双臂，说："太好了，太棒了！我们多么盼望更多的科学家研制出更多的疫苗，抵御各种病原微生物对人类的侵袭啊！"

笑笑、苗苗、阿米娜、比比波等人牵着画有万里长城图案的巨幅横幅登上舞台。横幅展开，上面写着："流感疫苗""肝炎疫苗""脊髓灰质炎疫苗""白喉疫苗""百日咳疫苗""脑炎疫苗""破伤风疫苗""麻疹疫苗"

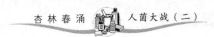

"伤寒疫苗""霍乱疫苗"……还有很多名称顺着横幅排到了后台，数也数不清。

旁白："人们在与传染病的长期斗争中，研制了一大批疫苗，给人体筑起了一道道坚固的长城，有效地预防了传染病发生，为保护人们的生命和健康做出了不可磨灭的贡献。"

灯光转暗。

比比波又扮着微生物王国的"混世魔王"站到舞台上，8面黑旗在他四周舞动着。

"混世魔王"怪叫道："孩儿们，这是怎么搞的，最近我们连吃败仗，形势对我们越来越不利了。"

"病毒"跨前一步，做半跪状，道："回禀大王，这不是我们无能，实在是人类太狡猾了。"

"混世魔王"嚎叫道："我要你们重整旗鼓，向人类发起更猛烈的进攻，消灭人类，独霸世界。"

场上只有稀稀拉拉的叫声："混世魔王万岁！"

"混世魔王"和黑旗在烟雾中隐去。

旁白："在与隐形杀手的生死较量中，人们企盼着能将敌人置于死地的有效抗菌药。"

投影屏显示：1935年。

笑笑戴着假发，手中拿着瓶子走上舞台。

薇薇跑上去拉住他："请问，你是杜马克先生吗？"

"杜马克"惊奇地转身问道："小姐，你怎么认识我？"

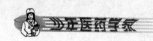

薇薇笑着说:"我听说你是研究染料的化学家,你在染料中发现了能杀死细菌的抗菌药,我能采访你吗?"

"杜马克"谦逊地说:"我在用化学染料做抗菌试验时,发现染料百浪多息有抗菌作用,又经过我和朋友们的多次试验,才发现原来是百浪多息中含有的磺胺类物质具有很好的抗菌作用。"

"磺胺原来是染料?"

"杜马克"开心地笑了,说:"是啊,磺胺是染料的原料。真是'养在深闺人未识'啊,它的抗菌作用太明显了。它对溶血性链球菌、肺炎球菌、葡萄球菌、脑膜炎球菌、痢疾杆菌、鼠疫杆菌等等好多细菌都有很好的抑制作用。"

"在临床上使用的效果好不好呢?"

"杜马克"笑得更开心了,说:"我认为,磺胺药在临床上的使用开创了抗感染治疗的新阶段。过去不少令医生束手无策的感染性疾病,用上磺胺后,意想不到的奇迹出现了,一些败血症病人转危为安,好多患流行性脑膜炎的小儿死里逃生,肺炎病人痊愈出院。磺胺类药物已经发展成一个大家族,它使很多隐形杀手死无葬身之地。"

薇薇拍着手笑道:"这下好了,有了磺胺类药物,隐形杀手再也不敢猖獗了。"

"杜马克"叹了一口气,说:"现在这样说为时尚早。

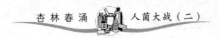

磺胺虽然立下赫赫战功，但是只发挥了抗菌先锋的作用，势单力薄，独木难支啊！"

旁白："人类在与隐形杀手的战斗中取得了一个又一个重大胜利的时候，一个重要时刻来到了——英国细菌学家弗莱明派来了一支战斗力特别强的援军。"

薇薇把戴着假发的超超拉上舞台："弗莱明先生，你派来了哪支援军？"

"青霉素。""弗莱明"骄傲地说。

薇薇迷茫地望着"弗莱明"，问："我怎么从未听说过？"

"弗莱明"笑了："你当然没有听说，这是因为我的一次偶然失误才发现的。"

薇薇更加不解，问："失误还能带来新发现？"

"是呵，任何事物都是祸福相依，相互转化的。那是1928年的事情。那天，我正在做培养葡萄球菌的实验，谁知忘了将其中的一个培养皿盖上。第二天，我发现这个未加盖的培养皿边缘长出了一层青灰色的霉菌，在霉菌的边缘出现了一层亮圈，亮圈中的葡萄球菌菌斑居然消失了。我又用显微镜仔细观察，其结果令我又惊又喜。我发现青霉菌能分泌一种物质，这种物质能够杀死病菌。"

薇薇做恍然大悟状，说："啊，怪不得你将这种物质取名为青霉素。"

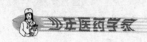

"弗莱明"指着不知什么时候站在薇薇身后，戴着假发和面具的姗姗和苗苗说："这两位是英国的生物化学家弗洛里和钱恩，是他们1941年提纯了这种物质，并命名为青霉素的。我们3人合作，1943年在工厂里生产出了青霉素。"

薇薇激动地拍着手，道："我想起来了，你们3人建立了不朽的功勋，共同获得了1945年诺贝尔生理学和医学奖。"

旁白："随着青霉素的问世，一个新兴的抗菌群体——抗生素诞生了。目前人类发现和发明了数千种抗生素，常用的抗生素已达几十种，每年创造的财富达数百亿美元。自从抗生素登上了同隐形杀手战争的历史舞台，人菌大战出现了历史性的一边倒局面，曾杀戮过亿万人性命的烈性传染病，如鼠疫、霍乱，因抗生素参战，并辅之以有效防疫措施，已得到有效控制，绝大多数感染性疾病已经能够治愈，人菌大战取得了决定性胜利。"

舞台上灯火通明，"消毒""疫苗"两面红彤彤的长城横幅之间，飘扬着鲜艳的"抗生素"彩旗，台上台下一片欢腾。

知识卡

● 疫苗

一般指用细菌、病毒或其他病原微生物制造、接种于机体可产生特异的自动免疫力，对相关疾病起到预防和治疗作用的制剂。疫苗有活疫苗和死疫苗之分。活疫苗是由减毒的活病原微生物制成，如牛痘苗、卡介苗等。死疫苗是用死了的病原微生物制成，如乙型脑炎疫苗、伤寒疫苗等。随着科学技术的发展，基因疫苗和合成疫苗也已问世。

● 抗生素

又名抗菌素，是由微生物产生或由人工合成的一类抗菌药，能对许多病原微生物发挥抑制或杀灭的作用。抗生素原本用微生物通过发酵生产，如青霉素是青霉菌的产物，卡那霉素是卡那链霉菌的产物。后来，这种发酵法生产的抗生素经过化学结构改造，成为新的抗生素，叫半合成抗生素，如对付链霉素、庆大霉素等抗生素耐药菌的阿米卡星。还有一类完全用化学合成生产的抗生素，如氯霉素。

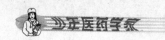

15 浅谈发烧

"红红病了。"姗姗气喘吁吁地追上大家,累得上气不接下气。

"什么病?""前天还是好好的嘛!"大家七嘴八舌地问道。

薇薇招呼大家:"都不要打岔,让姗姗一个人讲。"

姗姗还在喘气:"说是发烧,具体情况不清楚。毛毛说要送她回家,她坚决不干,现、现在还在寝室里休息。"

薇薇看了看表:"现在离吃饭还有一会儿,我们去看看她。这样,你们等我一会儿,我去寝室带上点儿水果。"

"我有。""我的水果还多。""我……"大家嚷开了。

"大家都不要争了,我和阿米娜去就行了。"薇薇推开大家。

薇薇和阿米娜拿来水果,同大家一起来到宿舍,蹑手蹑脚地推开门,只见红红斜靠在床头,正和吴梅医生轻声说话哩。

"咦,你们怎么来了?"吴医生吃惊地问。

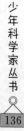

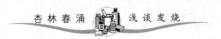

薇薇笑着说："听说红红病了，我们来看看。"

吴医生笑了，说："你们的消息还挺快的。"

笑笑上前敬了个军礼，说："报告吴医生，据消息灵通人士透露，我们小分队的好朋友红红女士贵体不适，头儿特率领我分队全体将士前来问安。"

笑笑装模作样的腔调，逗得大家哈哈大笑，红红略显苍白和疲惫的面庞也绽开了笑容，说："就你嘴贫。"

薇薇、阿米娜、姗姗、雪雪、苗苗簇拥在床前，拉着红红的手，你一句我一句问起来。

吴医生笑着站起身，说："你们这样问，红红有几张嘴也应付不过来，还是我来说吧。昨天早上，毛毛对我讲，红红病了，我和秦老师一道来看她。她说，头痛，嗓子痛，全身无力，测体温39.4℃。检查咽喉发现两侧扁桃体红肿，上面还有少许脓点，颌下淋巴结肿大，有触痛。秦老师和我把她领到隔壁友谊医院做了血常规化验，白细胞总数偏高。秦老师诊断是急性扁桃体炎，马上给她注射了青霉素，留在观察室输了半天液，青霉素注射了3次，刚才我测她的体温是37.6℃。"

薇薇松了一口气，笑道："这下好了，刚才可吓了我一跳。"

红红拉住吴医生的手，说："吴医生，我下午要去参加活动。"

"不行，你体温还不正常，身体还没有完全恢复，必

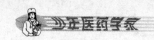

须继续卧床休息。"

红红嘟着嘴，问："那还要休息多久？"

吴医生佯装生气，说："你把她们送来的水果吃完了，就可以去参加活动。嘿，别耍花样，请人吃了不算。不然，我送你回家。"

红红抱住吴医生撒开了娇，说："不嘛，我不干。"

薇薇和同伴们咬了下耳朵，对吴医生说："秦老师要我考虑一个今天下午讨论会的主题，我们建议的题目是：浅谈发烧。"

"好。"吴医生沉思片刻，"我同意。下午 4 点钟开始吧。你们准备一下，先看看《医学小百科》中关于发烧的内容。"

薇薇领着大家提前 10 分钟来到小会议室，才发现秦老师和吴医生早就坐在那里了。

笑笑用胳膊肘撞了一下超超，说："莫道君行早，更有早行人。"

秦老师和吴医生相视一笑，招呼大家坐下，说："看你们精神振奋的样子，是有备而来啊。"

笑笑说："遵照吴医生的指示，我们提前进行了预习。据可靠情报，雪雪没有睡午觉，午饭后就捧着书，一直看到现在。"

雪雪白了笑笑一眼，说："多嘴。"

"好，还是书归正传吧。"待大家坐下后，秦老师开口说道，"你们今天选的题目很好。发烧是临床上最常见的症状，引起发烧的原因非常多，我还一下子说不上来究竟有多少疾病会引起发烧。如果我们能从发烧这一最常见的症状中找出常规性的东西，就会为正确的诊断和治疗打开方便之门。雪雪，今天我可要把你推上第一线了，请你先给我们说说发烧的概念吧。"

雪雪翻开书，定了定神，开口说道："正常人的体温比较恒定，无论寒冬酷暑，始终保持在 37℃ 左右。这是因为人体内有一套完整的体温调节体系，在体温调节中枢领导下，不断地调节体内产热和散热的过程，使它们保持相对的平衡状态。如果某些因素打破了这种平衡，体温超过了正常的恒定温度，就是发烧，医学上称为发热。"

秦老师点点头。吴医生说："其实，发烧并不完全是坏事。"

雪雪接着说："对，发烧可说是机体提高抵抗力的一种防御性反应。体温升高时，体内白细胞和抗体会增多，吞噬作用增强，肝脏的解毒能力也大大提高，升高后的体温对病原微生物的生存也不利。但是，体温过高或发烧时间太长，能量消耗过多，各器官的功能也会发生改变或受到损害，这就对人体非常不利了。"

秦老师笑了，说："雪雪说得好，充满了辩证法。"

雪雪不好意思地低下头，说："我这是照书上念的。"

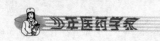

笑笑接过话，说："厚厚一本书，你还知道从哪里开始念，我翻开书还不知道从何看起哩。"

"我就偏要找你这个什么都不知道的人。"秦老师佯怒地对笑笑瞪了一眼，说，"我刚才讲了，引起发烧的疾病很多，如果按类别划分，可以分为几大类？"

笑笑伸伸舌头，一时答不上来。他忙翻开了书，念道："发热可分为两大类。一类是感染性疾病，凡是病原微生物感染，都能引起发烧，一些寄生虫感染，如血吸虫病，也会引起发烧。二是非感染性疾病，如肿瘤、风湿热、中暑、组织坏死、中枢神经系统或内分泌系统功能失调等。"

"我看你还是很会翻书嘛。"秦老师笑了，"现在都把书打开，记不准确可以看书说，必要时我补充。薇薇，请你回答，询问发烧病人时，应把握哪些重点。"

"首先要了解起病的缓急，起病的季节，当地有无传染病发生或流行，有无与传染病人接触史，另外，体温有多高，发烧的时间长短和经过，发烧的热型等，都应该询问和了解。"

秦老师说："这些了解看似简单，其实很重要。起病急，多是急性感染；有传染病发生和接触史，当然要首先考虑是何种传染病。发烧的特点对判断发烧的原因很重要，比如，体温呈阶梯状升高，以后一直持续保持在39℃～40℃，叫稽留热，这是伤寒发烧的特点。再比如，

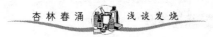

先发冷发抖，然后高烧，接着出汗烧退，每天或间隔1～2天反复发作，多半是疟疾，应该立即查血找疟原虫。阿米娜，请你讲讲，如何从症状去判断引起发烧的原因？"

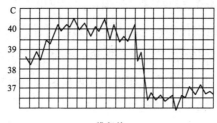

稽留热

阿米娜回答道："如果病人有咳嗽、咯痰、胸痛的症状，应该首先从呼吸道传染病和呼吸系统的感染方面去考虑；消化道传染病，一般都有腹痛、腹泻、恶心、呕吐等症状；泌尿系统的疾病，常有尿频、尿急、尿痛、腰痛等症状；如果发烧伴有关节的红、肿、痛、热，首先要考虑风湿热；如果有剧烈头痛、喷射状呕吐，首先要考虑脑膜炎或脑炎。"

秦老师注视着大家，严肃地说："由此可见，认真询问病史，详细了解症状，认真仔细地进行体检，是找出引起发烧的原因，做出正确诊断的重要环节。超超，如果你在对发烧病人的皮肤和黏膜进行检查，要注意些什么？"

超超说："如果病人的皮肤出现皮疹，常见于出疹性的传染病，如麻疹、猩红热等。皮肤出现黄疸，提示可

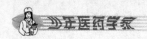

能是肝胆疾病或败血症。皮下淤斑应考虑流行性脑脊髓膜炎或败血症。如发现皮肤有丹毒、蜂窝组织炎、脓肿等，则应考虑皮肤感染。"

秦老师补充道："皮疹的特点对诊断很有帮助，小儿发烧、流鼻涕、打喷嚏、眼泪汪汪，再发现从耳后开始出现玫瑰色斑丘疹，一般老年人都会判断是麻疹。皮疹是水痘最突出的症状，从面部和全身大小不等的水疱看，一般都能确定是水痘。姗姗，你再说说如何通过淋巴结的检查去找发烧的原因？"

姗姗说："如果局部淋巴结肿大，有触痛，可能是局部感染引起，应仔细查找病灶。如果是全身淋巴结肿大，则可能是结核病、白血病、淋巴瘤、转移癌等。"

秦老师接着说："如果局部淋巴结肿大、触痛，皮肤上有条红线与淋巴结相连，则是局部感染引起的淋巴管炎，如不及时抗感染治疗，则可能继发菌血症或败血症。涛涛，你说说头颈部检查应该注意什么？"

涛涛说："头颈部检查应该注意口腔咽部有无充血和扁桃体是否红肿。"

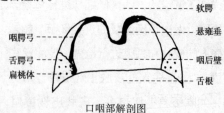

口咽部解剖图

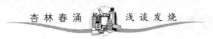

吴医生打断了涛涛的话，说："今天你们都看到了红红的咽部，又充血又红肿，用了青霉素后脓点消失了，她就是典型的急性扁桃体炎。"

涛涛继续说："还要注意鼻副窦有无触痛。流浓鼻涕，这是鼻副窦炎的特征。如果外耳道流脓，耳后乳窦触痛，可能是中耳炎；如果颈项强直，则应考虑是流行性脑脊髓膜炎或流行性乙型脑炎。出现以耳垂为中心的肿胀，多是急性腮腺炎。"

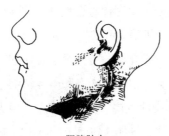

腮腺肿大

秦老师接着补充："如果儿童发烧，咽部充血，扁桃体红肿，舌头光滑呈肉红色，乳头隆起，好像杨梅，口鼻周围皮疹稀少，形成'环口苍白圈'，多半是猩红热。涛涛，你接着把胸部检查说完。"

涛涛继续说："胸部听诊如发现干罗音或湿罗音，应考虑是肺部感染。"

秦老师笑了："还有一个凶险的疾病叫感染性心内膜炎，会出现心脏杂音的改变。比比波，你最后说说腹部检查。"

比比波说："如果发烧病人发现肝脾肿大，应考虑疟疾、伤寒、血吸虫病。腹部有压痛或摸到包块，应考虑这个部位有病灶。如果摸到腹部很硬像木板一样，还有压痛，可能是急性腹膜炎。"

秦老师很满意大家的发言，说："很好，通过我们询问病史和体检，已经对发烧的病因梳了几条辫子。病因虽多，按照这几条辫子去发现和寻找有别于其他疾病的特殊表现，再进一步有针对性地做一些化验检查、X光检查、B超检查等等。我要特别强调一点，凡是发烧病人都应该做血常规化验，特别要了解白细胞总数和中性粒细胞的比例数，白细胞增多和中性粒细胞的百分比增高，一般是感染性发烧。什么，苗苗，说大声点儿，你还没有发言，我就等你这句话呢！哈哈！请你来做总结，说说在治疗发烧病人时应该注意哪些问题。"

苗苗因自己插话，不好意思地笑了。她边看书边说："凡是发烧的病人首先要找出病因，针对病因进行治疗，这是最重要的。其次，要慎用退热药。不同的疾病，表现的热型不一样，对诊断很有帮助，过早用退热药，容易掩盖这些现象而影响诊断，不当的使用退热药还可能使病人大量出汗而发生虚脱。退热药一般应在医生指导下使用。如体温太高，可采取物理降温，如用冷毛巾敷头部，或用50％酒精擦浴。第三，在发烧原因找到之前，不宜滥用抗生素，以免细菌产生耐药性，给以后的治疗增加困难。"

知识卡

● **耐药性**

　　就是生物对于药物的抵抗性。一般指对某种药物原来敏感的微生物或昆虫经非致死性浓度作用一定时间后，对该种药物所产生的加大抵抗力。这种性质往往可以传至它们的后代。例如有些葡萄球菌已对青霉素产生了耐药性，只有改用其他药物才能消灭它们。

16 送瘟神

自编自演文艺节目，已经成了夏令营文娱活动的主要内容。这不，晚饭后，培训学校小礼堂又坐得满满的，因为直属小分队要在这里表演相声。咦，医学知识还能用相声这种形式表现，极大的好奇心驱使着大家静静地等待着演出开始。

已经痊愈的红红走到舞台前，熟悉的普通话在耳畔清脆地响起。

"现在给大家表演的节目是相声《送瘟神》。表演者：直属小分队超超、笑笑。"

超超和笑笑在热烈的掌声中走上舞台。

超超：今天咱们给大家说段相声。

笑笑：（不住地点头哈腰，双手抱拳）初次见面，请多多关照。

超超：相声讲究的是说学逗唱。

笑笑：（仍然不住地点头哈腰，双手抱拳）初次见面，请多多关照。

超超：（推了笑笑一掌）干吗你，日本人哪。

笑笑：（讪笑着）这么多观众来听我们说相声，我在

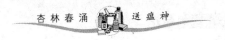

表明我有礼貌，与大伙儿亲热嘛。

超超：有礼貌也不能没完没了学日本人，咱们干什么来了？

笑笑：说相声啦。

超超：那还磨蹭什么，开始吧。我先说（咳嗽一声），我最近从江南水乡来，那真是鱼米之乡呀！

笑笑：（唱）鱼米乡，水成网，两岸青青万株桑……

超超：（又推了笑笑一掌）怎么又唱上啦！

笑笑：你不是说相声讲究的是说学逗唱吗。一说到鱼米乡，我就……啊！（两手张开，仰头望天）

超超：这人是什么毛病！是听你说还是听我说？

笑笑：凭什么要听你说，你是谁？

超超：你不认识我？

笑笑：嗯。看着好像面熟，又有点儿面生。

超超：这话等于没说，告诉你吧。（双手捂嘴，凑近笑笑的耳朵。）

笑笑：大声点儿，听不清。

超超：（又凑近笑笑耳朵）

笑笑：（吃惊地跳开）你是吸血鬼呀！

超超：大惊小怪，什么鬼不鬼的，我像鬼吗？

笑笑：你刚才说……

超超：我的名字叫血吸虫。

笑笑：妈呀，吓了我一跳。啊，我想起来了，20世

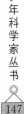

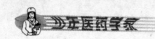
纪，被中国人民的领袖毛主席称做"瘟神"的就是"阁下"吧？

超超：然也。

笑笑：被中国人民用"纸船明烛照天烧"了，当然要燃啊！喂，我问你，你不是早就被消灭了吗？

超超：（冷笑）哼，消灭，没那么容易。20世纪50年代以来，人们确实对我们发起了最沉重的打击，我们差点儿遭了灭顶之灾。我们施展了韬晦之计，隐藏起来。他们以为高枕无忧了，嘿嘿，我们现在卷土重来了。

笑笑：（向观众）够狡猾的。喂，我怎么不知道呢？

超超：你知道就晚了。（转身悄悄说）像这样麻痹大意，什么都不知道的人越多，对我们越有利。告诉你吧，现在，全中国已发现血吸虫病人80多万，仅在湖南省，就有血吸虫病人20多万；

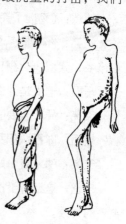

晚期血吸虫病人
左：肝脾肿大
右：腹水、消瘦

现在，八百里洞庭湖区，又有不少的人挺着大肚子走路啦。

笑笑：怎么，你们把人搞成了大肚子？

超超：这你就不懂了吧。人的胃、肠、脾、胰的静

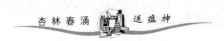

脉血管在肝的下部汇集成门静脉，然后再通过肝进心脏，我们就把门静脉当成家，那里环境好，又有营养，是我们繁殖后代的好地方。我们的虫卵有 1/4 随血流进入了肝脏，肝又有营养又好吃，虫卵分泌的毒素破坏了肝细胞，慢慢地肝硬化了，门静脉不通畅了，肚子里面有腹水了，肚子当然大了，医生叫做晚期血吸虫病。到了这个时候，就快没命了。要是像这样的大肚子多了，就要"万户萧疏鬼唱歌"了。

笑笑：你们可真坏，就这样在人的血管里生儿育女，一代又一代，直到把人杀死。

超超：No，No，你错了。我们是喜欢旅游的种族，人体只不过是我们的最后定居点。

笑笑：咦，你们这帮家伙还要旅游。

超超：旅游是我成长的必由之路。我们在人体内产的卵，有一部分随粪便排出人体，进入水中。

笑笑：还好意思讲，臭而不可闻也。

超超：虫卵在水中长成毛蚴，无头无尾有纤毛，在水中游来游去，尽情欣赏水乡小桥流水人家和青山绿水的好风光。

笑笑：然后又钻进人体，兴风作浪。

超超：不急，不急，没那么快。我们还得先找到钉螺，钉螺是我们的宾馆，可以在那里免费住下来。

笑笑：几星级?

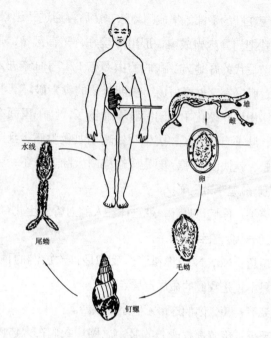

内标注：雄、雌、卵、水线、尾蚴、毛蚴、钉螺

血吸虫生活史

　　超超：啧啧啧，等外。钉螺哪里够得上星级，比人体内差多了。钉螺像小螺丝钉一样，丁点儿大，就在水沟旁，湖水边，泥土里，别提环境有多差了。

　　笑笑：还挑三拣四的，不住就滚蛋吧。

　　超超：还不能滚蛋，条件再差也得住下，不经过这个过程咱就长不大，就得夭折，只好耐着性子住上 7～8 周，成长为尾蚴，又回到水中。这下就有头有尾有纤毛，新的一轮旅游开始了。

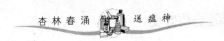

笑笑：这家伙都快旅游成瘾了。

超超：人们也够损的，把住有我们的尾蚴的水叫"疫水"。

笑笑：干了坏事，还想要好名声。

超超：咱们就不计较这些啦。这轮旅游也不轻松，只给了3天时间，遇到人和其他哺乳动物在水中，咱们在几秒钟内就丢掉尾巴，钻进皮肤。要不然3天一过，就得玩完。

笑笑：就得让你们早点儿玩完。

超超：钻进皮肤，变成童虫，大功告成。哈哈，我"胡汉三"又回来了。

笑笑：比胡汉三还坏。

超超：人体内的环境太好了，太适合旅游了。

笑笑：你还要旅游？

超超：这一轮旅游是最舒心的，从皮肤进入静脉血管，到了右心，从右心到肺，到了肺以后有两条旅游线路，一路进胸腔，钻膈肌，进腹腔，到门静脉。另一路从肺静脉到左心，经主动脉、肠系膜动脉到毛细血管，通过毛细血管到肠系膜静脉，再到门静脉。到了门静脉，我们就长大了，是成虫了，又可以生儿育女了。

笑笑：人就倒大霉了。

超超：你还说准了。如果我们大量的尾蚴钻进人体，人就要发烧，一般在39℃上下，持续15天，有的还可能

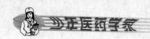

发烧 1～2 个月，还有腹痛、腹泻、大便带血和黏液、咳嗽、肝肿大、白细胞增多等症状，医生叫这为急性血吸虫病。

笑笑：真该好好治治你们这帮坏家伙。

超超：咦，人们也真厉害，他们整治我们的办法也真是绝了，招招是杀着。

笑笑：他们是怎样整治你们的呢？

超超：（往前后左右看了看）不能说，得保密。

笑笑：对我还保密。

超超：万一都知道了，大家一齐动手，我们就死无葬身之地啦！

笑笑：没关系，这里没外人。

超超：（鬼鬼祟祟地）我就只对你说吧。他们的第一招美其名曰控制传染源，普查普治病人和病畜，实质就是把我们的成虫统统杀死在人体和畜体内，这不是斩尽杀绝吗！成虫都死光了，哪里还有后代？

笑笑：该，早就该这样了。

超超：第二招更损，叫什么加强粪便管理，保护水源，改善用水卫生。新鲜的粪便偏偏要贮存起来，让它发酵，还要加药，进行什么粪便处理。农村也讲究要用清洁水，加什么漂白粉杀菌杀虫。可怜我们的虫卵啊，活生生地被扼杀在摇篮里。

笑笑：该，也让你们知道点儿厉害。

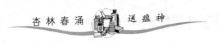

超超：第三招简直"绝"了，他们大张旗鼓地灭钉螺。你想，钉螺消灭了，长不成尾蚴，不是眼睁睁地看着我们的下一代夭折嘛！

笑笑：高，实在是高，叫你们断子绝孙。

超超：他们是招招见血呀，即使侥幸逃过了前面几劫，还留了一手等着咧。他们让人畜尽量避免接触疫水，对必须接触疫水的人采取了不少防护措施。我刚才给你讲了，尾蚴在疫水中只有 3 天的生存时间，进不了人体，也要夭折嘛。

笑笑：这是以其人之道还治其人之身哟。

超超：这方面他们的招数可多了，老的办法不说，他们发明了什么防蚴笔，用脂肪酸加碱皂化后，又加 2％氯硝柳胺和 10％松节油，对我们尾蚴的杀伤力太大了。嘿，擦在皮肤上还经久不脱！他们还用 1％氯硝柳胺碱性溶液浸渍衣裤，这也是对付尾蚴的杀着。

笑笑：难怪亿万神州人民要高唱"借问瘟君欲何往，纸船明烛照天烧"了。

超超：智者万虑，必有一失。正当我们苟延残喘，面临灭亡之际，人们大意了，以为天下太平了，给了我们喘息之机。我们休养生息，积聚力量，向人们发起了新一轮的进攻。

笑笑：难道你们不怕吗？

超超：谁说不怕，孙子才不怕。我最怕人们遭此反复，吸取教训，组织各方面的力量，完善法规和制度，层层落实，全力以赴地用他们行之有效的手段对付我们。那我们的下场，就和天花差不多了。

笑笑：（一手抓住超超的胸口，一手从怀中掏出微型收录机）各位观众，刚才"瘟神"的自白，已被我录下来了。你们说，怎么办？

观众齐声高呼：团结起来送瘟神。

超超抱头鼠窜地跑下舞台。

知识卡

● 肝硬化

　　肝脏因慢性病变引起纤维组织增生，导致质地变硬。早期体征仅为肝肿大，晚期症状和体征明显，主要有肝脏缩小变硬，脾肿大，脾功亢进（表现为血液白细胞、红细胞、血小板减少）和腹水等。主要并发症有上消化道大出血、感染和肝昏迷，且常可致命。多次反复感染的晚期血吸虫病患者，多表现为肝硬化。

⑰ 外伤急救

　　直属小分队二去清溪村发生的事情，既令村长老张愧疚不已，又让他庆幸万分。他逢人便说："原本是请他们来看看人工种植天麻，参观参观，谁知道事情都凑到一块儿了，累得他们够呛。嘿，还真亏了他们，要不，还不知道要出多么大的事儿呢！"

　　常言道，无巧不成书，还是从头说起吧。

　　总辅导员张继梁老师得知清溪村邀请全体营员去参观他们的人工种植天麻基地，当即决定直属小分队不参加当天营部安排的活动。由刘文华、秦传学和吴梅3位老师率领直属小分队先行前往，顺便落实全体营员去参观的具体事宜。

　　村长仍然在村口热情地接待大家，他笑呵呵地与3位老师和小分队队员逐一握手，带着他那特有的爽朗笑声说道："听刘老师讲，你们上青峰山了，没有看见人工种植天麻基地。刘老师知道，咱们的天麻种在村后的山上，上三清观的路在东，咱们的基地在西，当然看不到了。今天，我陪你们上山去看。"

　　吴医生客气地说："又来给你添麻烦了，改天还要来

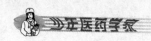

一大帮子人呢。"

村长佯装生气地说："吴老师，你这话就见外了。你们是贵客，要不是在这里搞夏令营，请还请不到呢。要不是刘老师他们中医药大学帮助我们建起药材基地，清溪村能率先致富吗？啊，对了，秦老师他们医科大学也在技术和资金上支持我们，还帮助解决销路。没有你们大家的支持，我们村能有今天吗？"

刘老师轻轻地给了村长一拳，说："你这个村长，越当越油条了，说起话来八面玲珑，滴水不漏。"

在大家的笑声中，村长也"嘿嘿"地笑着，说："我是说的大实话。喂，你们两人过来。"

从旁边走来两位年轻人，村长指着一个略显清瘦，身穿 T 恤的小伙子说："他叫贵才，是刘老师为我们培养的技术员，待会儿叫他操作给你们看看。这个壮实的家伙叫狗娃，本来在山上和清明轮值看守基地，嘿，他昨天早上下山了，说是孩子病了，谁知是想老婆还是咋的，只有他知道。"

大家哄笑起来。

狗娃涨红着脸，嘟着嘴，说："村长，你、你不信，回家问你们张婶嘛。"

村长笑着说："我懒得问，要是坏了天麻的事，看我怎么收拾你。"

大家来到半山腰，阴湿的树林中杳无人迹，一间小

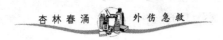

茅屋孤零零地蹲在树林边，屋门紧闭。

"清明，清明。"狗娃扯开嗓子叫了几声，无人应声。

贵才过去推了推屋门，门从里面闩上了，推不开。他把耳朵贴在门缝处听了一下，突然叫道："村长，屋里有人呻吟。"

村长脸色骤变，急步上前，飞起一脚踹开了屋门。

大家拥进屋内，只见清明蜷曲在床上，呻吟声就是从那里传出来的。

"大家不要慌，让我先看看。"秦老师推开众人走到床前。村长一把扯下窗帘，屋里顿时亮堂多了。

清明停止了呻吟，额上沁出细小的汗珠，咬住嘴唇，痛苦地望着大家。

秦老师关切地问道："清明，你哪里不舒服？"

"肚子痛。"清明轻声答道，又呻吟起来。

"啊，有点儿发烧。"秦老师用纸巾擦去清明额头上的汗珠，又用手在他的额头、颈部摸了一下，"肚子哪个部位痛？"

"昨天上午，狗娃刚走，我就觉得胃痛，我以为是吃了土豆不消化。隔了一会儿，又变成肚脐周围痛了，到了下午，又转成右边小肚子痛，以后就固定在那里痛，越痛越凶。"

"呕吐没有？"吴医生插话问道。

"想吐，呕了一会儿，吐不出来。"

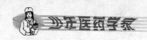

秦老师回头向刘老师和吴医生点了点头，俯身对清明说："松开裤带，我给你检查一下。"

秦老师在清明腹部摸了摸，压了压，然后伸出右手食指和中指往右下腹按下去。

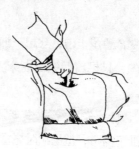

腹痛单指触诊法

"哎哟，痛、痛。"清明痛苦地叫道。

秦老师压着不动，稍过片刻，突然松手。

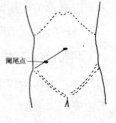

阑尾点

"哎哟。"清明痛苦地张大嘴，把身子缩成一团。

"急性阑尾炎。"秦老师望着刘老师和吴医生轻声说道。

"嗯，是阑尾炎。"刘老师和吴医生点着头。

村长拉住秦老师，焦急地问："就是盲肠炎吧？"

刘老师拍了拍村长："阑尾是长在盲肠上一段像蚯蚓一样的东西，有的人误传成了盲肠炎。"

"不要紧吧？"村长仍然是一副焦急的面孔。

秦老师严肃地说："得马上做手术，赶快送到山下的友谊医院去。"

"我去绑滑竿。"贵才急如风火地跑出去。

"噗通"一声，把大家惊了一下。

"哎哟。"贵才又在外面叫起来。

"咋的了？"村长急得声音都变了。

大家拥出去，只见贵才坐在地上，捧着右手，脸色发白，痛苦地咧着嘴，说："我、我的手'遭'了。"

"这是咋个搞的嘛。"村长急得直跺脚。

"我跑出去叫、叫二娃，不知咋的脚下一滑，我手一撑，就、就……"

刘老师急步上前，轻轻捧住清明的右手，只见腕关节上方3厘米处已经肿胀变形。刘老师把队员们招呼过来，用手指在贵才变形的腕关节肿胀处按了一下。

"痛，痛。"贵才出汗了。

刘老师指着贵才的右手腕对队员们说："你们从侧面看，他的前臂与手的外形好像吃西餐用的叉子，这是典型的桡骨下端骨折。"

狗娃不解地说："他摔了一跤，坐在地上，咋会把手整骨折呢？"

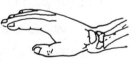

桡骨下端骨折

刘老师说："他摔倒着地之

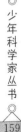

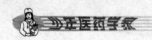

前，用手掌撑了一下，外力集中在手掌上了。这是最常见的骨折。"

村长不停地叹气，说："这才是屋漏又遭连夜雨啊！"

狗娃对村长说："村长，你不要急，我先把清明背下去……"

村长打断了狗娃的话："这里下山到医院有十几里地，你一个人弄得动？"

狗娃说："二娃他们好几个人都在下面一里多远的地方干活。我先把清明背过去，叫两个人帮我一起送医院，再叫两个人上来弄贵才。"

秦老师说："老张，事不宜迟，就照狗娃说的办。狗娃，我写个字条，你到友谊医院去找外科白主任。抓紧时间，要快。"

刘老师说："贵才这一跤摔得不轻，先不忙复位，快用夹板给他固定上。"

村长又着急了："这山上哪有什么夹板哟！"

刘老师笑了："就地取材嘛，快去屋里找找，不管什么木条、竹片、硬纸壳、树枝，找点儿来。"

吴医生拉着超超走进屋内，见桌上有一块 30 多厘米长的竹片，她叫超超拿上，又在墙角拾起一块木片，顺手从床上的棉絮里撕下一块。

"这就很好了嘛。"刘老师将木片和竹片在贵才的手臂上比了比，垫上棉絮，一上一下地夹住手臂，满意地说："这木片和竹片的长度正合适！大家注意，夹板长度一定要超过骨折的骨头，骨折近端的关节也要固定好，不能让它移动。用柔软的东西垫衬，是为了防止损伤皮肤。如果是开放性骨折，有伤口，垫衬的东西不仅要柔软，更要干净。"

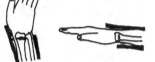

吴医生从药箱中拿出一卷绷带递给刘老师。刘老师一边缚扎夹板一边说："绷带缚扎的松紧要合适，太松

桡骨下端骨折夹板及压垫放置法

了起不到固定作用，太紧了，影响血液循环，会加重损伤和出血。没有绷带可用其他带子代替，实在找不到，可以把衣服、床单或者被单撕成布条代用。"

"这样就行了吗？"一直紧张地注视着刘老师一举一动的苗苗轻声问道。

"还有一个程序。笑笑，狗娃已把清明背走了，你把床上的枕巾给我拿来。"

刘老师将枕巾对折成三角形，用下面宽大部分兜住贵才的前臂，提起两端绕在颈后打成结，贵才的前臂便托在了枕巾上，肘部正好弯曲呈直角。

贵才哭丧着脸，说："这下我成伤兵了。"

刘老师笑着说："年轻人好

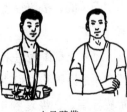

小悬臂带

得快，桡骨下端骨折 4 周左右就愈合了。现在要去医院拍张 X 光片，了解骨折的情况，有无错位，再做进一步治疗。"

苗苗又问道："怎样判断已经骨折了呢？"

"好，我给你们讲一讲。"刘老师把大家招呼过来，"判断骨折，我把它概括为 4 点：疼痛，肿胀，畸形，功能受限。当然，前提是有受伤的历史，好记吗？"

"好记。"大家异口同声地回答。

"这 4 点，刚才在贵才身上已经体现得比较充分了。"刘老师接着说，"除了从症状判断外，还需要拍 X 光片。通过 X 光片，可以准确掌握骨折的类型及性质，究竟是完全骨折，还是不完全骨折，是单一的骨折，还是多数骨折或者粉碎性骨折，还有骨折移位的情况，等等。在准确掌握骨折的情况的基础上，才能正确地复位和进行治疗。"

"这下医起来就麻烦了哟！"贵才不住地叹气。

"哎，年轻人，一点儿小伤，不要搞得灰头灰脑的嘛。"刘老师耐心地劝说贵才，"你这个骨折治疗起来是比较简单的，按照复位、固定和功能锻炼 3 个原则进行就行了。"

见大家都围拢过来，刘老师接着说："借此机会，我把这 3 个原则给你们讲讲。所谓复位，就是把骨折两个断端对接好，恢复到正常的位置，这是治疗的第一步，

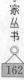

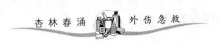

是关键的一步，关系到治疗的成败和功能的恢复。"

贵才不解地问："刘老师，你刚才给我做的第一步就已经固定了？"

刘老师笑了，说："我刚才做的是临时的急救固定，避免正式治疗前发生新的损伤。现在说的固定是指复位以后的固定，是治疗的第二步，固定的方法与我刚才的做法一样，只不过用的东西是规范的，不像刚才抓到什么现成的东西就用上去。"

大家被刘老师风趣的解释逗笑了。

刘老师继续说："至于功能锻炼，那是第三步。这点最容易被病人忽视，以为骨头长好了，不痛了，万事大吉了。有的人不注意功能锻炼，以后发生了肌肉萎缩，关节僵硬，功能受到影响。功能锻炼要因人而异，因病而异。贵才，4 周以后骨折愈合了，一定要在骨科医生指导下进行功能锻炼，千万要记住啊！"

贵才不停地点头。

村长虎起脸说："贵才，刘老师的话你听好了。要是不按医生的话办，看我怎么收拾你。"

笑笑笑着说："村长开口一个收拾你，闭口一个收拾你，不知道一天要收拾多少人啊！"

超超接着说："村长是刀子嘴豆腐心，对他这些爱将，爱还爱不过来呢，收拾谁去。"

笑笑做了个鬼脸："那么，村长大人只好自己收拾自

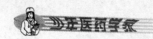

己了。"

"他老婆要收拾他。"贵才突然插上一句。

两个"相声演员"一逗一捧，加上贵才冷不丁插上一句，把大家笑得弯下了腰。

村长佯怒地向贵才举起拳头："我收拾你。"

大家笑得更厉害了，姗姗和苗苗笑得直擦眼泪。

村长紧皱的额头舒展开了，也和大家一道"嘿嘿"地笑着。

送走了贵才，村长陪着大家一边参观，一边详细地解说。然后，一齐缓步下山。

知识卡

● 反跳痛

以手指徐徐压迫腹痛部位，然后突然放手，在放手的一刹那间，病人感到此处"抽痛"，即称反跳痛。反跳痛说明此处腹膜有炎症刺激现象。

反跳痛

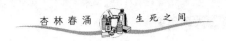

18　生死之间

走到山脚，顺着小溪穿过果园，眼前是一马平川，清溪村的幢幢小楼闯入了眼帘。

村长突然脸色骤变，急步往前跑去，高声叫道："二娃，又咋啦？"

被叫为二娃的小伙子坐在小路旁，看见村长风风火火地跑过来，忙把蹲在身边的年轻女子推开，嬉皮笑脸地说："村长，你又咋啦，秋风黑脸，粗声大嗓，我胆子小，别吓着我了。"

村长一副不依不饶的样子，说："没咋的，没咋的坐在地上干吗？"

"嘿，休息呗，观山望景呗。这里有山有水有树，风景好着咧。"

村长皱紧了眉头，说："你少跟我油腔滑调。不对，你脸色发白，又在冒汗，嘴角还歪着吸气。小翠，你男人咋的啦，不老实我连你一块儿收拾。"

小翠哭丧着脸，说："他、他干完活忙着去医院看清明，跑到这儿把脚崴了。这不，他正叫我给他揉脚呢！"

村长生气地说："你们这帮人，成天给我惹事，厉害

少年科学家丛书

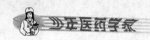

不厉害，我看看。"

二娃双手紧紧捂住右脚，勉强挤出一丝笑意，说："不厉害，不厉害，起了个包，揉一下就散了。"

吴医生走过去拉开他的手，说道："我是医生，让我看看。"

二娃愁眉苦脸地看着吴医生，放开了手。

吴医生示意队员们过来。她一边检查，一边比划，小声与队员们交谈着。

"吴医生，有问题吗？"村长关心地问。

吴医生站起身，说道："村长，我检查了，踝关节没有畸形，关节活动也没有明显异常，踝关节外侧起了一个血肿，有压痛，没有大的问题，是踝关节扭伤。"

村长松了一口气，说："小翠，你就给他揉揉吧。"

"不能揉。"薇薇上前拉住小翠。

"为什么？"小翠迷茫地望着薇薇，问，"揉一下，包不就散了吗？"

薇薇把村长和小翠拉到二娃身边，说："你们看，他的脚上起了一个大包，皮肤颜色发青，是一个血肿。如果用力去揉，内出血会更多，损伤会加重。"

"那该怎么办呢？"二人异口同声地问道。

"冷敷，既可以使血管收缩，减少出血，还可以减轻疼痛。"薇薇回答得很干脆。

"用什么来冷敷呢？"村长不解地问。

薇薇沉吟道："可以用冰块，可以用……"

超超向薇薇努努嘴，用手指了指小溪。

"对了，这小溪沟里的水是山上的泉水流下来的，凉着呢！"薇薇恍然大悟，她把二娃肩上搭着的毛巾取下，却被笑笑一把抢过去。笑笑跳进小溪，将毛巾浸湿，递给薇薇。

薇薇把湿毛巾搭在二娃右脚的踝关节上。小翠见状，又将自己随身带的毛巾在溪水中搓洗起来。

"咦，好些了。"二娃嘻嘻笑道。

薇薇又把小翠递来的湿毛巾换上。

"这样就行了？"村长轻声问道。

"他的伤不重，再敷点儿药就行了。"薇薇答道。

笑笑马上接过话去："我们吴医生配的药可真好。去年我也扭伤了脚，像他一样，可学校开运动会，我得参加乒乓球比赛呀。吴医生用她的药给我敷了两天，我就可以上场了，还得了全校第 2 名呢。"

秦老师笑着对吴医生说："吴医生，笑笑替你打广告了，什么灵丹妙药，让我们也见识见识。"

吴医生从药箱里拿出一个油纸包和一卷绷带，不好意思地说："专家教授可不兴挖苦人啊。就是用等量的中药栀子、黄柏，研成细末，加蜂蜜和松节油调成糊状，敷在受伤的地方。药虽然简单，效果还不错。"

小翠接过油纸包和绷带，连声称谢。

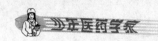

吴医生抚着小翠的肩，说："如果没有蜂蜜和松节油，就用开水调，你会敷药吗？"

村长笑着接过话："咱们这里家家都有不少的蜂蜜。吴医生，小翠她爸是村里的土医生，敷药她会。"

"救人哪，小孩落水啦！救人哪，小孩落水啦！"一阵凄厉的呼喊声从村子的方向传来，打断了村长的话。

大家惊呆了，人人汗毛直竖。村长脸色铁青地呆站着，喃喃自语："今天咋啦，今天咋啦……"

"救人要紧。"刘老师和秦老师不约而同地大喊一声，拔脚就往喊声传来的方向跑去。

众人一愣神，也跟着往村子的方向跑。村长刚跑几步，又回转身："二娃，他、他……"

小翠急得直摆手，说："村长，你快去吧，别管我们了，我会把他弄回家去的。"

村外的鱼塘边围满了人，看见村长一行跑过来，两个年轻人赤着上身，穿着水淋淋的裤子迎了上来。

"老三，是谁，咋回事？"村长一边跑，一边喘着粗气，大声问道。

"是永兴家的小毛，和明强几个小孩到鱼塘边玩，落在塘里了。"

村长抓住老三的手："几个人落水？"

"就小毛一个。"

"捞上来没有？"

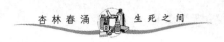
杏林春涌　　生死之间

“刚捞上来。”

“人咋样?”

“好、好像没气了。”

人群中有人大声喊村长，很快让出了一条路，刘老师、秦老师和吴医生急忙冲了进去。

鱼塘旁的空地上，两个中年人正抱住一个男孩头朝下倒水。

刘老师向秦老师指了一下守鱼塘人住的小屋，秦老师会意地点点头，便一齐冲向小屋，合力取下木板门，向着倒水的人喊道：“快把小孩抱过来。”

仰面躺在木板上的男孩有十来岁，面色青紫，嘴唇微张。

秦老师戴着听诊器在男孩胸部专注地听着，刘老师摸了摸男孩腕部和颈部的脉搏，又翻开眼皮看了看，两人对视着摇了摇头。

“咋啦?”村长的嘴唇不停地哆嗦。

“心跳和呼吸都没有了。”

“天哪，我的孙儿呀!”一个头发花白的大娘“噗通”一下跪在村长脚下，抱住他的腿，撕心裂肺地嚎哭起来，“村长，你要救救我呀，救救我的孙儿呀，救救我的全家呀，我就这一个孙儿呀! 我的好村长呀!”

一对中年男女冲到木板前，“儿呀，儿呀”地哭喊着，男的抱着孩子不停地摇晃，女的在孩子脸上又哭又亲，眼泪鼻涕糊了孩子一脸。

秦老师向村长厉声吼道："村长，快把家属统统拉开，现在是争分夺秒抢救孩子的时候，半点儿也不能耽误。老刘，你做心脏按摩，我来口对口人工呼吸。吴医生，来协助我一下，同学们帮助村长维持秩序，大家不要哭叫，不要围得太近，不要影响医生的抢救。"

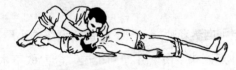

口对口人工呼吸法

人们顿时安静下来，大家目不转睛地盯着紧张忙碌的3位医生，人群中只有阵阵的抽泣声。

秦老师扳开男孩的嘴巴，一位刚才给男孩倒水的中年汉子高声说道："老师，我们倒水时已经把他口鼻中的杂草和泥土清干净了。"

秦老师也大声回应道："太好了，又争取了一点儿宝贵的时间。"

吴医生急忙从药箱中拿出一沓纱布给秦老师，秦老师斜坐在男孩头部左侧，用纱布罩住男孩的口，将男孩的头向后仰，右手捏紧男孩的鼻孔，深吸了一口气，将自己的口紧贴着男孩的口，用力向里面吹气，待男孩的胸部扩张起来后，停止吹气并放松鼻孔。然后，又深吸一口气，反复进行刚才的动作。

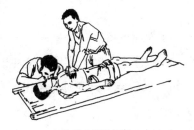

体外心脏按压法

刘老师侧跪在男孩的左侧，左手掌放在男孩的胸部正中，右手掌压在左手掌上，随着双手均匀地往下压，身子也不停地前倾。

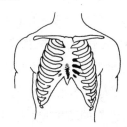

心脏按压部位

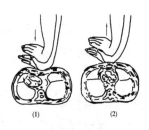

(1)　　　　(2)

心脏按压方法

"吴医生，你的药箱内有无尼可刹米注射液？"刘老

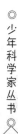

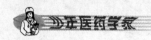

师问道。

"有两支。"吴医生回答。

"太好了,赶快给他注射半支,直接注射到心脏。"刘老师嘴角闪过一丝笑意。秦老师也腾出一只手,向吴医生竖起了大拇指。

"老张,通知友谊医院来一辆救护车。"刘老师对村长大声喊道。

"好!"村长应了一声,拿出手机,挤出人堆。

片刻工夫,村长满脸焦急地跑到刘老师面前,说:"友谊医院有两辆救护车,一辆坏了正在修,一辆在车祸现场拉伤员,要半小时后才能回医院。"

刘老师说:"这样吧,你给他们赵院长打电话,告诉他我和秦老师在这里抢救落水的孩子,请他们医院做好相应的准备。如果他们的救护车能很快来就好,不然,请他从别的医院调一辆车来,你说我和秦老师拜托他这位老同学了。"

"是,是,是。"村长忙不迭地又打起了手机。

"秦老师,刘老师,我换换你们吧!"吴医生上前说道。

刘老师说:"我和秦老师配合默契,要换,我们两人互换。你把队员们招呼好就行了。"

人们都紧张地注视着两位老师,空气仿佛都凝固了。

吴医生把同学们集中在一块儿,轻声对大家说道:

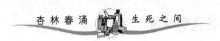

"过去我们讲过溺水的急救，也讲过人工呼吸和胸外心脏按压等急救技术，今天你们在实际的抢救现场感受深不深？"

"深。""今天的感受太深了。""一辈子也忘不了。"大家七嘴八舌地轻声说道。

吴医生继续说："你们仔细观察，两位老师的动作非常规范，轻柔，舒展。刘老师每分钟按压100次左右，秦老师每分钟吹气20次，正好是5∶1，完全是教科书式的操作。你们再仔细看，刘老师心脏按压的部位正好在男孩胸骨中1/3和下1/3的交界处，力量很均匀，轻重合适，既达到了挤压心脏的目的，又不会使胸骨、肋骨和内脏受伤。"

村长焦虑不安地走到吴医生面前："吴老师，快1个小时了，有希望吗？"

吴医生安慰他："村长，对溺水后心跳呼吸停止的病人，抢救时间不足两小时是决不能轻言放弃的，只要不出现死亡的绝对特征，我们就要坚持抢救。"

刘老师对吴医生示意，吴医生急忙戴上听诊器，在男孩的胸部专注地听起来。

"哎呀，心跳恢复了。"吴医生失声叫道。

"呼吸也恢复了！"刘老师脸上露出了笑容。

犹如一个冰块丢进了沸腾的油锅，人群中爆发出一阵欢呼声。

中年夫妇忘情地紧紧拥抱着，泪水顺着脸颊流淌，嘴里"啊啊"地叫着，不知是在哭还是在笑。

大娘跪在地上，不住地磕头，口里"菩萨""孙儿"的一阵乱叫。

一辆鸣笛的救护车正向着鱼塘驶来。

吴医生伸开双臂拦住向前移动的人群，声嘶力竭地高声喊道："乡亲们，小毛虽然已经恢复了呼吸和心跳，还远远没有脱离危险，必须马上送医院抢救。请大家不要靠近，不要影响医生的工作。"

薇薇眼尖，惊喜地对吴医生说："赵院长亲自来了。"

小毛被抬上救护车，医生们麻利地给他戴上氧气面罩，抢救工作在救护车上继续进行着。

刘老师和秦老师背靠背地瘫坐在地上，疲惫不堪的脸上汗水不住地流淌。村长和乡亲们拥上去扶他们，刘老师推开村长的手，指着自己和秦老师，有气无力地说道："水、水……"

看着向自己走来的赵院长，秦老师用手指点着："你老兄再不来，我可就要休克了。"

赵院长紧紧握住秦老师和刘老师的手："你们打了一个漂亮仗，我一定要还你们一个活蹦欢跳的孩子。怎么样，二位和我们一道走吧。"

他们向赵院长摆着手："别管我们，抢救孩子要紧。"

赵院长向救护车走去，突然转身对秦老师说："你们上午送来的阑尾炎病人已经做完了手术，来得正是时候，再晚一点儿就要穿孔了，病人现在的情况良好。"

秦老师向赵院长连连拱手，村长站在一旁咧开大嘴笑了。

村长和乡亲们热情地留3位老师和小分队队员在村里休息、吃饭。大家坚决要走。秦老师诚恳地对乡亲们说："你们的心意，我们领了。小孩还没有脱离危险，我是友谊医院的顾问，要马上去和赵院长他们商量预防脑水肿和防止休克的方案，尽力把小孩彻底治好。"

话说到这个份上，村长和乡亲们只好放行。大娘拉着3位老师又要下跪，被吴医生紧紧抱住。大娘老泪纵横，不知如何表达感激之情。

3位老师领着小分队走了好远好远，回头看，乡亲们还站在村口不停地挥手。

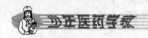

知识卡

● **死亡特征——包括绝对特征和非绝对特征**

绝对特征：

一是出现猫眼；用手指从两侧捏眼球，瞳孔变成椭圆形或裂缝样，称为猫眼。活人的瞳孔捏后不变形。

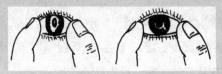

猫眼

二是出现尸冷（身体温度下降到与周围环境相同）、尸僵（肌肉变硬和缩短，关节强直）、尸斑（身体下垂部分皮肤出现紫红色或紫蓝色斑块）。

上述两项特征只要出现一项，即表示已经真正死亡，无抢救希望。

非绝对特征：

一是呼吸停止。

二是心跳停止。

三是瞳孔放大，对光反射和角膜反射消失。用强光刺激不见瞳孔缩小，即表示瞳孔对光反射消失。用棉绒、头发等细物触及角膜时毫无反应，即表示角膜反射消失。

3 项非绝对特征必须同时出现，才表示已经死亡。

● **尼可刹米**

又叫可拉明，中枢神经兴奋药，能直接兴奋呼吸中枢和血管运动中枢，临床上常用于急性呼吸衰竭和血液循环衰竭的抢救。

19 营养性疾病

　　兰光幼儿园距夏令营营地不足 2 千米，是一所办学质量较高的示范性幼儿园。两个月前，幼儿园请友谊医院的医生为幼儿进行了一次比较全面的体检，发现不少幼儿患有这样或那样的疾病，园长和老师们都为幼儿的健康担心。听说"小医生科普夏令营"就在附近举办，来了不少本地医药卫生界的专家、教授，园长兴冲冲地找到张继梁老师，希望请这些专家、教授到幼儿园开展健康咨询。张继梁老师非常高兴，他认为这既是为社会服务的一件大好事，也为夏令营提供了一次社会实践的机会，当即请秦老师和吴医生率直属小分队先去接触一下。

　　幼儿园的高院长 40 多岁，慈眉善目，待人和蔼，言谈举止间透露出职业女性干练的作风。她把秦老师、吴医生和直属小分队一行请进会议室，会议桌上整齐地摆放着一摞摞幼儿的体检表。

　　听高院长讲完一通热情洋溢的欢迎、感谢之词后，秦老师含笑问道："请问高院长，你们兰光幼儿园和旁边的兰光公司是什么关系？"

　　高院长说："我们幼儿园原来是兰光公司的厂办幼儿

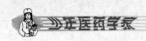

园。由于企业深化改革，兰光厂改组为科技成长型的兰光公司，幼儿园与企业剥离，成为面向社会的公办幼儿园，但入托的幼儿中，兰光公司职工的子女仍占绝大多数。"

秦老师客气地说："你们的体检汇总表，张继梁老师和我都看过了，情况也大致了解。我们今天想深入到一个班，实际看看，和老师交换一下意见，再开始下一步的工作，你看行吗？"

高园长爽快地说："秦老师，你是专家，我当然唯命是从了。嗯，就到大一班吧，班主任小周老师是友谊医院赵院长的外甥女，懂一些医学知识，行吧？"

秦老师哈哈笑道："那太好不过了，小周老师我不仅认识，还是看着她长大的哟。"

小周老师跟着高院长走进会议室，抓住秦老师的手，激动得跳了起来："秦叔叔，好久没有见着你了。你今天来我们班，我太高兴了。听我舅舅说，你前几天救活了一个溺水的男孩，你真了不起。"

秦老师故做严肃地说："真正淹死了，谁也救不活。要说救活，也是你舅舅他们医院的功劳。"

小周老师仰着还带有一丝稚气的脸问道："秦叔叔，那你先看看我们班的体检表吧。"

秦老师和吴医生仔细地把大一班的体检表看了一遍。吴医生打开班级汇总表说："全班 40 个儿童，检查出贫血 17 人，超过 40%；龋齿 13 人，超过 30%；轻度佝偻

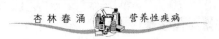
病 8 人，占 20％；还有 5 人体重超过正常。"

秦老师对小周老师说："请你先把贫血的这 17 人带来吧。"

17 个五六岁的幼儿来到会议室，一点儿也不怯生，男男女女，叽叽喳喳，欢快地叫着、跳着。

"你是外国人？"3 个男孩抓住比比波，非要他抱。

一个扎着粉红蝴蝶结的小女孩搂住阿米娜，在她耳畔大声说："我认识你，你是白雪公主！"

在大家的哈哈大笑声中，阿米娜羞红了脸。

小周老师拍拍手，孩子们很快站成了整齐的两排。

吴医生对小分队队员们说："从体检表上看，这 17 个孩子的血红蛋白都在每升血液 90～120 克之间。这是什么程度的贫血？"

"轻度贫血。"大家异口同声地回答。

吴医生笑了笑："好，那么，你们去和孩子们玩 10 分钟，看看他们身上哪些地方有贫血的表现。然后由薇薇汇总，向秦老师报告。"

会议室顿时成了欢乐的海洋，9 个大孩子和 17 个小孩子搅成一团，闹着，笑着。

待小周老师叫保育员把 17 个孩子领走后，大家在会议室坐下。薇薇打开笔记本，缓缓说道："这 17 个孩子，除了 1 个男孩和两个女孩的耳廓有些苍白外，没有明显的面色苍白表现，但他们的嘴唇、口腔黏膜和指甲床与我们相比，颜色显得淡些，只不过程度不同而已。"

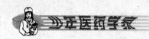

　　秦老师向小周老师颔首示意，小周老师会意地接着说："这 17 个孩子都是独生子女，父母都有些溺爱，不同程度地存在着偏食、挑食和吃零食的毛病。虽然在幼儿园内我们尽量规范他们的行为，但晚上回家和节假日期间就乱吃一通。一些孩子经常拉肚子，究其原因是回家吃零食，饮食无节制导致的。"

　　秦老师又对薇薇说："你刚才把这些小孩的症状描述得准确、精练，请你告诉我，什么叫贫血？"

　　薇薇回答："贫血就是单位体积血液中的红细胞和血红蛋白减少，低于正常水平。"

　　秦老师说："回答得很正确，所以进行血液化验，是诊断贫血的重要依据。贫血的种类很多，为了准确判断是哪一类贫血，有时还要进一步做红细胞的形态学检查，红细胞和血红蛋白的生物化学检查，或者做骨髓涂片检查。我可以高兴地告诉大家，友谊医院已经对他们做了进一步检查，排除了其他种类，这是单纯的营养性贫血，主要是缺铁性贫血。"

　　苗苗小声嘀咕："这些小孩条件并不差，吃得也好，还搞成了营养性贫血。"

　　吴老师笑着说："所谓的条件好，吃得好，并不等于营养就好。小儿营养性贫血是由于体内缺乏造血的必需原料如铁质、叶酸、维生素 B_{12} 引起。刚才小周老师讲了，这些孩子挑食、偏食，容易造成某些营养成分的缺乏。经常拉肚子，会造成吸收不好。"

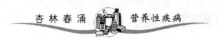

秦老师接着说:"按照我们目前的生活水平和医疗条件,在职工子女中发生严重的营养性贫血已不多见。长期贫血会使小孩的抵抗力降低,影响小孩的生长发育和智力发育。"

小周老师问道:"秦叔叔,治疗营养性贫血难不难?"

秦老师说:"一般说来不难。顾名思义,治疗营养性贫血首先要改善营养。我这里讲的改善营养不是有些人理解的要吃得好,吃得高档,而是要做到饮食多样化,切忌偏食,以保证各种营养成分的摄入。铁在动物性食物、血、豆类中含量丰富,吸收率高,应该多吃。"

小周老师说:"最近,我们给这些孩子的食物中增加了蛋黄、鸡肝和新鲜水果。"

秦老师满意地点了点头:"加得好,但要注意多样化,一般轻度的营养性贫血只要做到合理营养就可以了。贫血明显时可考虑给予铁剂或叶酸加维生素 B_{12} 治疗。维生素 B_{12} 用至贫血纠正时即可停药,合理的营养则是长期的。此外,应积极预防和治疗腹泻及其他感染。"

小周老师望着秦老师说道:"秦叔叔,我现在去把那几个有佝偻病的小孩领来,好吗?"

8 个有佝偻病的小孩跟着保育员鱼贯进入会议室,姗姗、笑笑等队员忍不住"哧哧"地笑起来。

薇薇瞪了他们一眼,低声说道:"有什么好笑的?"

笑笑附在薇薇耳边轻声笑道:"头儿,有 6 个小孩是'二进宫'了。"

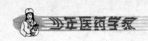

薇薇定睛一看，扎着粉红色蝴蝶结的小女孩和其他5个贫血的小孩也在其中，她咬住嘴唇，在低头"咪咪"笑着的姗姗背上轻拍了一下。

可能是第二次进来了，扎着粉红色蝴蝶结的小女孩伸手向吴医生要听诊器，其他几个小孩靠在小分队队员们身上磨蹭。

待小周老师把8个小孩排队站好后，吴老师对小分队队员们说："你们仔细观察一下，这几个小孩的头部有没有特别的地方。"

小分队队员们在8个小孩的头部翻来覆去观察了一会儿，薇薇、阿米娜、比比波和超超还用手指将小孩的头部丈量了一遍。

"超超，"见无人发言，吴医生点名了，"你有没有什么发现？"

超超迟疑地回答："他们、他们的脑袋好像要大一点儿。"

吴医生领过一个小男孩，对大家说："你们为什么会有这个感觉呢？大家看，这个男孩的额骨、顶骨和后面的枕骨都有点儿向外突起，给人的印象好像头颅有点儿方，这就是佝偻病引起的方颅。"

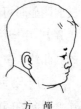

方 颅

秦老师和吴医生把8个小孩的衣服解开，在他们的前胸和后背仔细审视了一会儿，又逐个把他们的腿部检查了一遍。

吴老师指着扎粉红色蝴蝶结的女孩的胸部说道："你们看，这个女孩的肋骨和肋软骨的联结处膨大，好像上下相连的珠子，叫肋骨串珠，是佝偻病人胸部的典型表现。"

秦老师又指着一个男孩的胸部问大家："这个男孩的胸骨有什么特别的地方？"

大家仔细地审视了一遍，薇薇和雪雪又用手摸了一会儿，迟疑地回答："好像有点儿向外凸。"

"对。"秦老师示意小周老师把孩子们的衣服穿好，说，"胸骨有点儿外凸，轻度的鸡胸，不是很明显，这也是佝偻病的胸部特征。我和吴医生仔细看了，没有发现郝氏沟、漏斗胸、脊柱后凸，下肢也没有出现'O'形腿或'X'形腿。总的说来，这几个小孩的佝偻病还不严重。"

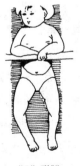
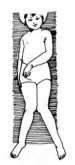

"O"形腿　　　　　　"X"形腿

吴医生转身问大家："你们知道佝偻病是什么原因引起的吗？"

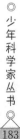

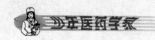

"缺钙。"涛涛抢先答道。

吴医生笑着摇了摇头："不准确。"

薇薇低声说道："是缺维生素 D。"

"这就对了。"吴医生赞许地点点头，"佝偻病又叫维生素 D 缺乏症。由于维生素 D 缺乏，影响了人体对钙和磷的吸收，体内钙和磷代谢异常，引起骨组织钙化不良，骨骼生长障碍。严重者可能发生骨骼畸形，有的还造成终身残废。"

小周老师不解地问道："秦叔叔，我们幼儿园经常给孩子们炖骨头汤喝，怎么会有这样多的孩子得佝偻病呢？"

秦老师"哈哈"笑道："光喝骨头汤是不能预防佝偻病的。小周老师，据我的判断，这些孩子的佝偻病还不是现在才有，而是开始于婴儿时期。"

小周老师说："秦叔叔，请你分析一下原因吧。"

"好吧，我给你们分析一下原因。第一是日光照射不足。紫外线照射可使人体皮肤内的一种胆固醇或麦角醇转变成维生素 D。我们日常需要的维生素 D，除了少数是食物供给的外，主要是通过阳光照射而得到。而我们这里地处山区，雾多，雨多，据气象资料介绍，一年中有 200 天以上的降雨，日光本身就不足，刚才我问了，孩子们的户外活动又少。这是发生佝偻病的主要原因。"

小周老师不停地点头："秦叔叔说得太对了，我们这个地区日照确实少。幼儿园强调安全第一，很少组织孩子

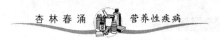

们到户外活动。"

秦老师接着说："第二个原因是喂养不当。孩子们挑食，偏食，造成维生素 D 摄入不足，或者食物中钙磷含量过少或比例不当。刚才我问了小周老师，了解到这些孩子婴儿时期大多不是母乳喂养。要知道，人乳的营养成分是最适合婴儿需要的，钙磷的比例是 2∶1，钙的吸收率高。母乳喂养的小孩患佝偻病的比较少，患病的程度也要轻些。"

姗姗举手问道："经常拉肚子、生病，也会造成维生素 D 摄入不足吗？"

秦老师笑了："这就是引起佝偻病的第三个原因，也是造成小儿营养不良的共同原因。吸收不好，小儿生长发育的需要量又大，当然就造成各种营养成分缺乏了。"

超超问道："既然日照不足是引起佝偻病的主要原因，多晒太阳就可以预防佝偻病吗？"

秦老师说："完全正确。我建议，在温暖的季节，小儿出生 1～2 月，就应该抱到室外晒太阳。如在室内晒太阳，应打开窗户，因为玻璃要吸收紫外线。夏季应避免太阳光直接照射，在树阴和屋檐下就可以了。这是免费的维生素 D，何乐而不为呢？"

雪雪问道："有的人在小孩刚生下不久就给他吃鱼肝油，有这个必要吗？"

秦老师答道："我认为有必要。鱼肝油主要成分是维生素 A 和 D，满月后就可以加，刚开始每天吃 1 滴浓鱼

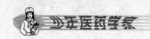

肝油，以后根据需要逐渐增加。4 个月后加蛋黄，6 个月后加肝末，刚才讲了，这还可以预防营养性贫血。我还要强调一点，一定要向社会呼吁提倡母乳喂养。"

知识卡

● **贫血的种类**

　　贫血的病因复杂，种类很多，按其病因可分为 3 大类。

　　第 1 类是红细胞生成减少。如骨髓造血功能障碍引起的再生障碍性贫血，白血病、骨髓瘤等伴发的贫血。造血物质缺乏或不能利用引起的缺铁性贫血，各种巨幼细胞贫血。

　　第 2 类是红细胞破坏过多。如红细胞内因遗传性缺陷引起的多种贫血，或者红细胞的外来因素，如免疫反应，各种物理、化学、生理因素引起的溶血性贫血。

　　第 3 类是失血。如急性失血性贫血和慢性失血性贫血。

● **郝氏沟**

　　佝偻病人钙质不足，造成肋骨软化，不能耐受膈肌的收缩力，于是在胸廓下缘膈肌附着处发生内陷，称为郝氏沟。

20　肥胖症与龋齿

　　吴医生见高院长一直坐在旁边严肃地注视着大家，不时在笔记本上写着什么，却始终一言不发，不免心中犯起了嘀咕。她扯了扯秦老师的衣袖，使了个眼色，秦老师会意地点点头。

　　"高院长。"秦老师和蔼地说道，"刚才我和吴老师针对孩子们的情况说了些看法，还想听听你的意见。"

　　"哎呀，秦教授，你是专家，听了你一席话，我很受启发。"高院长感慨地说，"我们幼儿园的大部分老师都是幼教科班出身，一些起码的道理也懂得，但在实际工作中，抓德育和智育非常起劲，也算是名声在外吧，可抓体育这一手就太软了。有的人认为，孩子身体好坏是父母的事。最近我在反思，我们怎样才能做到德、智、体全面发展呢，我这次可是真心实意要向你们求教了。"

　　秦老师也感慨起来："保障我们的下一代健康成长，不是哪一家的事，这可是全社会的系统工程啊。我爱人是医科大学专门研究儿童卫生的，我建议你们联合搞一个课题进行研究。"

　　高院长激动地紧紧握住秦老师的手，说："那我们就说定了，约个时间我到医科大学来找你们。"

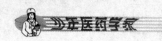

说话间，5个胖娃娃站到了吴医生面前。

大家定睛一看，5个胖娃娃，4男1女，个个面如满月，肩、胸及腹部程度不等地比刚才两批孩子肥胖和敦实。

吴医生叫超超和笑笑领着这5个孩子做连续下蹲的动作。做到15次以后，超超和笑笑动作协调，面不改色，而5个胖娃娃已经气喘吁吁，动作变形了。

秦老师和吴医生相视一笑，吩咐保育员将5个孩子带回教室。

笑笑得意地说："这5个娃娃胖虽然胖，却是'虚哥'，居然比我们还怕累。"

吴医生示意笑笑住口，回头问小吴老师："这几个孩子平时饭量如何？"

小吴老师说："别提了，这几个孩子可能吃了。最胖那个胖墩儿，他一人的饭量抵两个孩子。这几个孩子都爱吃米饭、馒头、肉，不喜欢吃蔬菜和水果，在家中爱吃零食。"

吴医生又问："他们平时好动吗？"

"就是不爱动，游戏活动中其他孩子不觉得累，就他们几个人叫累。"

阿米娜问道："秦老师，这几个孩子是不是肥胖症？"

秦老师沉吟道："这几个小孩是比其他孩子肥胖一些，但他们还小，我暂不给他们下肥胖症的诊断。"

苗苗问道："在什么情况下才诊断为肥胖症呢？"

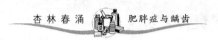

秦老师说："肥胖症是指体内脂肪堆积过多，体重增加，当体重超过标准体重20%或体重指数大于24，可诊断为肥胖症。我认为，对青少年，至少是大龄儿童才考虑下肥胖症的诊断，对5岁左右的幼儿不宜贸然诊断为肥胖症。"

超超问："秦老师，如果不是脂肪堆积过多引起的体重增加，就不能算肥胖症吗？"

秦老师笑了，说："当然是以脂肪堆积过多为前提，如果因肌肉发达或水肿引起体重增加，能算肥胖症吗？所以，不能单凭体重增加来判断，医院有皮肤皱襞测定等科学判断肥胖的方法和仪器，能够保证诊断的准确性。"

比比波问道："秦老师，什么原因会引起肥胖呢？"

秦老师笑道："刚才小周老师回答吴老师的提问时就讲清楚了，我概括为4个字：多吃少动。由于进食的热量超过消耗的热量，多余的热量转化为脂肪储存在体内及皮下形成肥胖。我这里主要是指单纯性肥胖。"

"还有其他性质的肥胖吗？"

"还有一类叫继发性肥胖，大多是内分泌或代谢性疾病引起，如甲状腺、垂体、肾上腺皮质疾病，也可能继发肥胖。不过，这些肥胖也有进食过多的问题。"

阿米娜说："太平洋上有一个岛国，那里的人以胖为美。"

笑笑说："我看到报纸上讲，国内有些城市的中小学

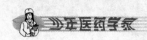

生中，胖墩儿越来越多，专家呼吁对这种现象要高度重视。"

小周老师不好意思地说："昨天有位家长问我，儿童肥胖有什么坏处，我担心说不准确，没有正面回答她。"

秦老师笑了，他指着薇薇说："我最近看过你妈妈写的有关小儿肥胖症的文章，听说你妈妈还举办过几次讲座，这个问题请你来回答吧。"

薇薇说："我妈妈讲过，肥胖的人平时怕热多汗，抵抗力较低，容易发生皮肤感染。明显肥胖的人高血压发病率比体重正常的人高几倍，容易继发高血压性心脏病。另外，肥胖的人容易出现糖尿病、高脂血症、动脉粥样硬化、冠心病、胆结石等病。肥胖的人一般不好动，外表看起来胖，其实体质比较差。"

吴医生接着说："单纯性肥胖一般都是从幼年开始的，防治肥胖症也应该从娃娃做起。"

小周老师望着秦老师："秦叔叔……"

秦老师笑着打断小周老师的话："我知道你要问什么，还是请我们的薇薇小医生一口气把怎样防治肥胖症说下去，好吗?"

小周老师连连点头。

薇薇接着说："首先要搞清楚是单纯性肥胖还是继发性肥胖。如果是继发性肥胖，首先要治疗引起肥胖的其他疾病。"

秦老师插话说："继发性肥胖比单纯性肥胖治疗起来

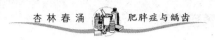

要棘手得多。"

薇薇接着说："防治肥胖症，首先要普及医学知识，宣传肥胖症的危害性。正如吴老师讲的那样，预防应从幼年开始。最近，我妈妈组织了一批人写文章，办讲座，很受欢迎。"

高院长插话道："兰光集团是大型企业，现在胖墩儿小孩越来越多，能请你妈妈来给我们讲讲吗？我爱人是总裁，他肯定欢迎。"

薇薇说："只要你们有这个要求，我妈妈肯定会答应的。"

高院长说："那我们就一言为定。"

"嗯，我了解我妈妈，没问题。"薇薇肯定地点着头，接着说，"对肥胖症，要长期坚持以行为治疗和饮食治疗为主的综合治疗，我妈妈她们最不赞成依赖药物减肥。"

秦老师插话说："我完全赞同你妈妈她们的观点，药物减肥的不良反应很多，特别是社会上那些吹得神乎其神的所谓减肥药，最好不要相信。好，你接着给我们讲讲行为疗法吧。"

薇薇说："行为疗法就是要科学地规范病人的行为，要在医生指导下制定个人的饮食计划，改变进食行为，注意进食方法和环境。比如，进食时不要狼吞虎咽，应细细咀嚼，减慢进食的速度，要克服一边吃饭，一边看电视、听广播的习惯，避免在兴奋时因冲动而过量进食。"

秦老师插话："所谓行为疗法，主要是科学地规范饮食行为，治疗肥胖基本和主要的措施是饮食控制。请薇薇小医生继续讲吧。"

薇薇接着说："控制饮食的目的是使热量实现负平衡，必须在医生指导下进行。病人要充分理解和配合，长期坚持，才能取得比较好的效果。病人应该少吃或不吃甜食、油炸食品和巧克力。"

秦老师补充道："我强调一下，不论什么原因引起的肥胖，控制饮食都是最为重要的。在控制饮食过程中，要尽量照顾到儿童生长发育的需要。开始不宜骤减饮食量，只要能达到体重不迅速增长就可以了，以后再逐渐减少饮食量。如果体重已控制在超过正常标准的10%左右，就可以不再限制饮食。为了满足肥胖儿童的食欲，可增加一些热量少、体积大的食品，如萝卜、芹菜等蔬菜和豆腐之类。控制饮食必须进食高蛋白的食品，蛋白质不应低于每千克体重每天2克，还要考虑微量元素的供给。"

薇薇继续说："在控制饮食的同时，还必须加强体育锻炼，不然，体重不容易下降。应该根据肥胖儿童的具体情况制定体育锻炼计划，掌握好运动时间和运动量，做到循序渐进。最好不参加剧烈的运动，一来身体可能吃不消，二来剧烈运动后会造成食量大增。"

秦老师笑着说："刚才讲了引起肥胖的原因是多吃少动，防治肥胖的原则是反其道而行之，要少吃多动。"

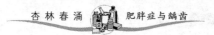

高院长高兴地说："今天你们这一席话使我茅塞顿开，这场科普讲座我是铁下心要搞了。"

13个患龋齿的小孩由保育员领进了会议室。

秦老师和吴医生领着小分队队员逐一检查了孩子们的牙齿。

"你们看见这些孩子的牙齿有什么改变吗？"吴老师回头问大家。

薇薇示意阿米娜回答。阿米娜点点头，对吴医生说："他们牙齿的牙面小窝内和牙齿的缝隙间有褐色或者黑色的斑点和小窝。"

"对了，一般人叫做'虫牙'或'蛀牙'，医学上叫龋齿。"吴医生接着问，"龋齿是什么原因引起的呢？"

阿米娜说："是细菌和残留在口腔中的食物破坏了牙齿造成的。"

吴医生说："回答正确，我再补充两点。一是细菌的化学作用使牙齿表面的釉质发生脱钙，随后又受到口腔中有机物的破坏而形成龋齿。二是儿童的不良卫生习惯，比如吃零食，特别是吃糖，临睡前吃东西，有的还含着食物睡觉，造成牙面上和牙齿之间残留的食物发酵，使牙齿受到破坏而发生龋齿。小周老师，可得叮嘱家长重视这个问题啊。"

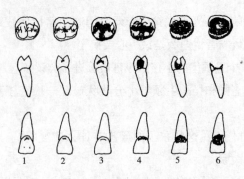

龋 齿

1. 浅龋　2～3. 中龋　4～5. 深龋

6. 牙冠完全破坏成残冠或残根

小周老师皱着眉头说："我说了好几次，有的家长说，反正以后要换牙齿，还说什么'旧的不去，新的不来'。"

秦老师严肃地，说："这是一种糊涂观念。乳牙比恒牙的钙化差，沟裂也较深，最容易发生龋齿，发展的速度比恒牙快。况且乳牙的髓腔大，外层硬组织也比较薄，一旦发生龋齿，很容易穿通牙髓，引起牙髓炎和根尖组织感染，严重的还可能发生颌骨骨髓炎和颌周蜂窝组织炎等严重疾病。这些病变还会影响恒牙的生长。所以，一定不能忽视小儿龋齿的危害性。"

小周老师担心地问："那该怎么办呢？"

秦老师说："重在预防。我主张要在幼儿园和中小学中认真开展预防龋齿的宣传教育工作，让学校、家长和社会高度重视，共同参与。首先，要注意口腔卫生，养成良好的卫生习惯，做到早晚刷牙，吃东西后漱口。含氟牙膏有预防龋齿的效果，最好使用含氟牙膏刷牙。4岁前由家长帮助刷牙，4岁后要教小孩学会正确的刷牙方法，要上下移动刷牙，不要横着刷，牙齿的咬合面要来回刷，内侧面也要刷干净，彻底清除牙齿和牙齿间隙的食物残渣。第二，要教育儿童不偏食，不吃零食，多晒太阳，临睡前最好不要吃东西，特别不要吃甜的东西。注意随时补充富含维生素 D、钙和磷的食物。第三，要定期检查，早期发现，早期治疗，防止病情发展。"

知识卡

● **标准体重计算公式**

半岁以内婴儿：体重（千克）＝出生时体重＋0.6×月龄

半岁至1岁：体重（千克）＝出生时体重＋0.5×月龄

1岁以后的儿童：体重（千克）＝年龄×2＋7

成人：体重（千克）＝身高（厘米）－105

21 肿瘤大家谈

"尊敬的各位小医生，准备好了吗？"吴医生不知什么时候已经走进小会议室，顺手用报纸在笑笑肩头敲了一下。

"哎哟，我的肩关节脱臼了，痛死我了。"笑笑弯着身子，龇牙咧嘴地叫起来。

"我是治疗肩关节脱臼的行家里手。"涛涛走过来，把双手猛地插进笑笑的胳肢窝。

笑笑蜷成一团，眼泪都笑出来了，向站在门口的秦老师和刘老师喊道："秦老师救命！刘老师救命！"

刘老师仰着头，说："我什么也没看见。"

秦老师背转身，说："本人不介入。"

看见 3 位老师走进了会议室，涛涛松了手。笑笑指点着涛涛，一边咳嗽一边喘气，说："你记住，我不报复你，我把我的姓倒过来写。"

苗苗冲笑笑做了个鬼脸，说："笑笑姓王，王字倒过来写还是姓王。"

大家哈哈大笑起来。

薇薇走上前说："报告 3 位老师，《肿瘤防治知识问答》的主要内容我们都记住了。"

"南瓜子来了。"张师傅大踏步地走进来，打断了薇薇的话，他一手拎着塑料袋，一手向队员手中塞南瓜子，"你们上次说南瓜子好吃，这几天食堂南瓜多，我收了不少，快吃，脆着咧。"

"什么好吃的东西，我们也要尝尝。"华老师和郑老师一前一后地走进了会议室。

"华老师，吃南瓜子。"笑笑把手中的南瓜子捧给华老师。

"'花正红'，这是给小医生们吃的，没你的份。"张师傅笑着挡在笑笑和华老师之间。

华老师对笑笑说："笑笑，我说'花正红'臭名远扬，今日可知言之不谬也。"

郑老师在华老师背上轻轻敲了一下，众人齐声大笑起来。

紧接着，花工王师傅和陈师傅夫妇，以及20多位培训学校的职工陆陆续续走进会议室。

大家落座后，秦老师开口说道："听说你们想请我们讲讲防治肿瘤的知识，我想如果只由我们讲，未免枯燥一些，不如大家坐在一起交流讨论，你们赞不赞成？"

华老师说："这种形式好。我们不懂，还可以提问。"

王师傅站起来问："一会儿说肿瘤，一会儿又是癌症，它们究竟是不是一回事呢？"

秦老师笑着指了指薇薇："你来开个头吧，这个问题你回答。"

薇薇说："肿瘤是指人体的一部分细胞在内在或外来因素作用下，产生异常的增生，从而形成肿块的一大类疾病。肿瘤分良性肿瘤和恶性肿瘤两大类，来自上皮组织的恶性肿瘤就叫癌。"

秦老师问王师傅："王师傅，你听明白了吗？"

王师傅说："我听明白了，良性肿瘤不危险，恶性肿瘤就很危险，是吗？"

秦老师说："良性肿瘤是可以根治的，更重要的是良性肿瘤不会扩散到身体的其他部位，因而很少威胁到人的生命。恶性肿瘤要侵犯、破坏邻近的组织和器官，还会随着血液和淋巴液向全身扩散，严重威胁着人的生命。不过，二者的区别是相对的。良性肿瘤可能转变为恶性，比如有的疣子就可能转变为皮肤癌。良性肿瘤长在颅内，也很危险。"

陈师傅举手问道："良性肿瘤和恶性肿瘤能够分得清楚吗？"

刘老师笑着回答："能区分开，从它们的外观、生长情况、是否转移、病人的全身情况等等，一般能够大致区分，最可靠的区分就是做病理切片检查，看看细胞的改变就一目了然了。超超，把我这些小册子分送给大家，里面有一张比较表，请大家看一看。"

郑老师说："听说引起肿瘤的原因至今还没有搞清楚，是这样吗？"

秦老师说："肿瘤的病因至今未能阐明。医学界普遍

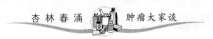

认为，肿瘤是由多种因素造成的，比较肯定的因素可概括为 3 类。苗苗，给大伙儿说说。"

苗苗翻开书，说："第 1 类是化学性因素，如工业废气，香烟中的焦油，烤制和烟熏的鱼和肉，工业原料苯，变质蔬菜中的亚硝酸胺，霉变食品，如发霉的花生、玉米、大米、面粉等含有黄曲霉素。黄曲霉素是强烈的致癌物质，能引起肝癌。"

秦老师插话说："烟草是至今发现的最肯定的致癌因素，至少 80％的肺癌与烟草有关，每天抽一包香烟的人，得癌症的机会比不抽烟的人高 10 倍。被动吸烟的人比不抽烟的人得癌症的几率大得多。美国每年有 3 000 人因被动吸烟而死于肺癌。雪雪，你接着说第 2 类。"

雪雪接着说："第 2 类是物理性因素，如 X 射线、铀等放射性元素，取暖'怀炉'、过热饮食等热辐射和热刺激，创伤、烧伤和慢性长期反复的机械性刺激。"

秦老师插话："长期吃过热过烫的食物能引起口腔和食道的癌变，过度的紫外线照射可能引起皮肤癌，这已经是不争的事实。姗姗，你来说说第 3 种因素。"

姗姗说："第 3 种因素是生物性因素。一些病毒与癌症有关，为医学界所公认；由病毒引起的乙型肝炎，有的发展成肝硬化、肝癌，是医生们的共识。有的寄生虫病也与癌症的发生有一定关系，比如慢性血吸虫病与直肠癌有一定关联，肝吸虫病可能诱发某些肝癌。"

华老师问道："癌症会不会遗传呢？"

刘老师说:"目前还不能确切地说癌症的发生是遗传因素引起的,但某些癌症确实在同一家族中的发病率较高,如乳腺癌、结肠癌、卵巢癌等。如果近亲患癌症,应该告诉医生,然后按照医生的建议来预防癌症或早期发现问题。"

郑老师问:"昨天晚上的电视节目讲,对癌症一定要做到早期发现,早期治疗。怎样才能做到早期发现呢?"

秦老师说:"定期体检是早期发现癌症的有效方法。有的人并没有感到不舒服,在体检时发现了癌症,这样的病人大多是早期,治疗效果比较好。超超,你给大家讲讲癌症的早期表现。"

超超向秦老师点点头,打开书说道:"癌症的早期往往没有明显的症状,发生在不同部位的癌的临床表现也不一样,容易和其所在部位的其他疾病混淆,但有一些信号能提示我们要高度重视,做进一步的检查。如果在身体某个部位突然发现有肿块,尤其是在锁骨、耳下、颈部、乳房、腋窝等处摸到肿块,质地比较坚硬、固定,没有明显的压痛,就应该引起警惕。肿块迅速增大,更应该重视。"

秦老师插话道:"癌症的早期一般不痛,不要等到疼痛很明显了才去看医生。当然,也不要谈癌色变,一有肿块就风声鹤唳!"

超超接着说:"原因不明的消瘦、贫血、低热,也要引起注意。"

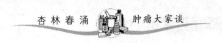

秦老师插话道："特别是逐渐加重的消瘦、贫血，必须去医院检查。"

超超继续说："上腹部不舒服，如隐痛、闷胀、食欲减退等，要引起警觉。"

秦老师插话道："这些症状每个人都可能出现，引起重视是对的，去医院看病也应该，要结合全身的其他改变综合考虑，不要一出现这些症状，就当成是癌症的信号。"

超超接着说："不明原因的出血，如呕血、便血、咳血、鼻血、尿血等，特别是发生在中年以上的人身上，必须做进一步的检查。"

秦老师说："中年以上的人出现咳嗽、痰中带血，就不能只从慢性支气管炎和肺结核方面去考虑，首先应排除肺癌。如果中年人碰了一下鼻子，抠了一下鼻孔出点儿血，就不要硬把人家往癌症病房拉了。"

会议室里响起一阵笑声。超超接着说："虽然不痛，如果出现进行性加深的黄疸，要注意。"

秦老师说："就是越来越加深的黄疸，提示肝、胆、胰出了问题。如果已有明显的疼痛，多半已不是早期癌症了。"

超超接着说："进食后胸骨后不舒服，吞咽困难，也应注意。"

秦老师又插话："进行性吞咽困难，是食道癌特有的临床表现。"

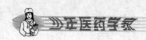

超超继续说:"腹痛伴有大便习惯和性状改变或大便变细,要注意。"

秦老师说:"我补充一点,不明原因的腹泻和便秘交替出现,已经是直肠癌的信号了。"

超超说:"停经后的妇女出现阴道出血,或有血性白带,长期不愈合的伤口或溃疡,增大的或出血的黑痣,增大或变成菜花样的疣子,也都是癌症的信号。"

刘老师接过超超的话:"刚才讲的癌症的信号只是一种提示,希望能引起我们的重视,去做进一步的检查,以实现早期发现和早期治疗的目的,不是说出现了这些症状就是癌症。"

张师傅问道:"请问刘老师,癌症要咋个才诊断得出来呢?"

刘老师说:"如果出现了与癌症有关的一些症状,医生将详细地了解病史,做认真的体检,然后根据实际情况做进一步的检查。这些检查包括实验室检查,通过对血、大小便、痰和脑脊液等的检测,了解有无异常的情况。也可以通过 X 光、超声波、核磁共振等影像或图像检查,了解身体内的变化情况。还可以通过放射性同位素扫描,了解体内有无放射线浓聚的区域。还有一种叫内窥镜的仪器,将一根很细的管子插到支气管、食道、胃、肠等地方直接进行观察,同时可取一点儿异常的组织进行病理切片检查。癌症的最后确诊要靠病理医生在显微镜下观察细胞是否癌变,并分辨是什么种类和性质的癌。"

张师傅问:"经常听说谁的癌症又转移了,这又是咋

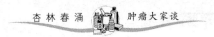

回事呢?"

刘老师对阿米娜说:"阿米娜,你来回答这个问题。"

阿米娜说:"肿瘤的癌细胞进入血液或淋巴系统,到另一个部位或器官形成新的肿瘤,这个过程就叫癌的转移。癌发生转移后,新出现的肿瘤细胞和原发肿瘤的细胞是一样的,例如肺癌转移到肝脏,肝脏内的肿瘤细胞仍然是肺癌细胞,叫做肺癌肝转移,而不是叫肝癌。"

刘老师对比比波说:"比比波,你向大家介绍一下肿瘤的治疗方法吧。"

比比波说:"首先,要尽量争取做到早期治疗。治疗的方法包括手术治疗,良性肿瘤经手术切除后一般可以达到根治的目的。凡是能够进行手术治疗的癌症都应该先采取手术治疗,除了把肿瘤切除外,还应该把可能受到癌细胞侵犯的邻近组织和淋巴结一并切除。药物治疗又叫化疗,是用抗癌药物杀死癌细胞。放射治疗又叫放疗,是采用高能射线阻止癌细胞的生长和分裂,而达到消灭癌细胞的目的。不能手术的癌症病人一般采用化疗和放疗的方法,手术治疗后还应该继续用化疗或放疗进行一段时间的辅助治疗。"

刘老师指着涛涛:"涛涛,你补充一下。"

涛涛说:"还有激素治疗。如乳腺癌、卵巢癌、前列腺癌、睾丸癌等与激素作用有关,有的医生就采用了激素治疗的方法。中医治疗也有独特的作用,特别是一些中晚期的癌症病人,很多都采用中医中药治疗。另外,近年来医学界正在探索应用单克隆抗体、干扰素等生物

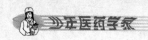

疗法治疗癌症。"

一直在倾听的王师傅站起身说道："请再给我们讲讲怎样预防癌症吧。"

秦老师说："癌症是威胁我们身体健康的第二大疾病，患癌症而死亡的人数仅次于心血管病，有人称它为人类的第二大杀手。由于对癌症的起因还不完全了解，因此还不能像对有些传染病那样很有效地预防它。不过，针对癌症的诱因采取切实的预防措施，的确可以大大降低癌症的发病率。笑笑，你把世界卫生组织的防癌要则给大家讲讲吧。"

笑笑说道："一是不吃发霉的粮食及其制品；二是不吃熏制和腌制的食物；三是不吸烟；四是不酗酒，特别是不饮烈性酒；五是不同时吸烟和饮酒；六是不接触和少接触大烟囱里冒出来的黑烟；七是不能用洗衣粉擦洗餐具、茶具或洗食物；八是不要用有毒的塑料制品包装食物；九是不吃被农药污染的蔬菜、水果和其他东西；十是不吃过热、过硬、烧焦或太咸的食物，不喝过烫的水；十一是不要过度晒太阳；十二是多吃新鲜蔬菜，吃饭不要过饱，控制肉类食物，不要过胖；十三是不要经常吃有可能致癌的药物，如激素类药物、大剂量的维生素 E 等；十四是有子宫颈糜烂的妇女要定期检查并及时治疗；十五是阴茎包皮过长的成人和儿童要及时做包皮环切术。"

秦老师接着说："我再补充一点。国内有位专家多次强调，合理膳食，适量运动，戒烟限酒，心理平衡这4句话16个字，又叫'健康四大基石'，是1992年世界卫生组织总结世界预防医学的最新成果，提出的'维多利亚宣言'的主要内容。它能使高血压减少55％，脑卒中减少75％，糖尿病减少50％，肿瘤减少1/3，平均寿命延长10年以上，不仅方法简单，而且不花什么钱，效果非常好，希望大家能够身体力行。"

知 识 卡

● 良性肿瘤与恶性肿瘤的区别

良性肿瘤	恶性肿瘤
生长慢	生长快
有包膜，边界清楚	无包膜，边界不清楚
扩张性生长，将周围组织推开	浸润性生长，破坏周围组织
可达巨大体积	少有达到巨大体积
体积过大时，表面易擦破	生长迅速，常因供血不足而破溃成溃疡
不转移	要转移
不复发	常复发
一般不影响全身情况。如体积过大或长在重要部位，可能威胁生命	全身症状明显，晚期发生极度消瘦、贫血和衰竭等症状，称为"恶病质"状态，死亡率极高

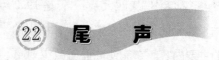

22 尾　声

夏令营闭营式在欢快的乐曲声中结束了。

薇薇捧着"小医生科普夏令营优秀集体"的铜牌，在阿米娜、比比波、超超、笑笑、姗姗、雪雪、苗苗和涛涛的簇拥下又一次走进了小会议室。

"祝贺！祝贺！热烈地祝贺！"秦老师、刘老师和吴医生满面笑容地鼓着掌，走到会议室门口迎接他们。

小分队队员们在薇薇率领下，向3位老师行了一个庄严的少先队队礼。

"头儿，快说嘛。"队员们用着急的眼神看着薇薇。

薇薇激动的脸上泛着红光，平时能言善辩的她，此时却不知说什么好："刘老师、秦老师、吴医生，夏令营的生活太难忘了，我实在难以用语言来表达此时此刻的心情，真的舍不得离开你们。"

刘老师笑着打断了薇薇的话："那就尽在不言中吧。"

吴医生含笑说道："请两位老师给他们留下临别赠言吧。"

刘老师和秦老师会心地相视一笑，刘老师示意秦老师讲。

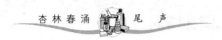

秦老师竖起右手食指，脸上笑得好像开了花，说："4年后的9月，我和刘老师将分别在医科大学和中医药大学的校门迎接你们。"

薇薇紧握拳头，好似宣誓一般："我代表小分队全体队员向老师们保证，决不辜负老师们对我们的希望。"

"希望就在你们身上。"张继梁老师"哈哈"笑着走进了会议室。

队员拥上去，围着张继梁，说："总辅导员好。"

张继梁仍然在笑："到时候我不仅要欢送你们上医药大学，还要等到你们学成当上真正的医药学家，再欢迎你们回母校。"

小分队队员们高兴地拍着掌。

张继梁老师展开两幅裱好的书法作品，分别赠送给刘老师和秦老师："这是我请省书法家协会主席特地为两位老师写的，喏，他老人家还认真地题了款。吴老师，你的礼品暂时保密。"

刘老师看着"良师益友"4个遒劲的大字，对张继梁说："这4个字送给你张先生，才是恰如其分的。"

张继梁一边摆着手，一边笑着："愧不敢当。"

秦老师走上前去，紧紧握住张继梁的手，说："老校友，你当之无愧。"

苗苗眼尖，指着窗外对大家说："你们看，张师傅他们来了。"

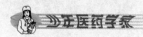

　　大家从窗户望出去，张师傅、王师傅、陈师傅夫妇、华老师、郑老师一行 20 余人，正从校园甬道北端向会议室走来。

　　众人急忙走出会议室迎接。

　　笑笑用手指着甬道南端的校门："刘老师，你看，村长领着清溪村的乡亲们也来了。"

　　苗苗拍着手高兴地跳起来："还有小毛。"

　　"还有贵才。"

　　"还有二娃。"

　　"清明也来了。"

　　两股人流从南北两个方向，迅速向小会议室靠拢。